VIVRE EN FORME & FORT

Vol. 2

Exercices Simples Sur Chaise Pour Perdre Du Poids, Retrouver L'indépendance Et La Mobilité Des Personnes Âgées De Plus De 70 Ans

DR. THOMPSON CLARK

TABLE DES MATIÈRES

À PROPOS DE L'AUTEUR

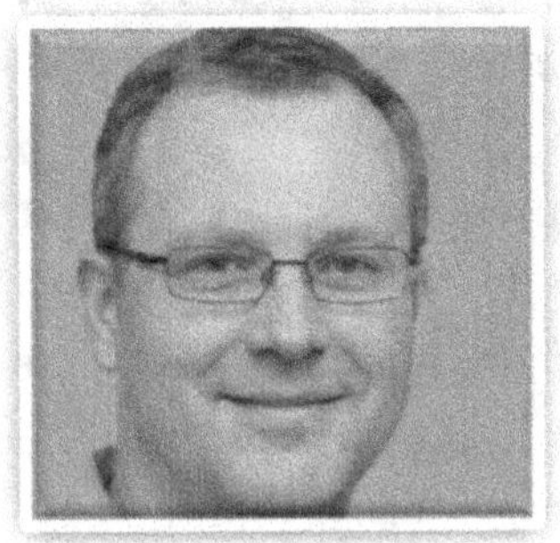

Dr. Thompson Clark est un physiothérapeute chevronné et un spécialiste des soins gériatriques avec plus de 30 ans d'expérience dans l'amélioration de la vie des personnes âgées. Le Dr. Clark, spécialiste de la mobilité, de la flexibilité et du traitement de la douleur, s'est imposé comme une figure respectée dans le domaine de la santé des personnes âgées, plaidant en faveur d'approches non invasives qui aident les personnes âgées à préserver leur liberté. Son désir d'aider les aînés à rester actifs et en bonne santé l'a amené à créer des routines d'étirements simples et adaptées à leurs besoins spécifiques.

La scolarité du Dr. Clark comprend un *Doctorat en physiothérapie (DPT)* avec un accent sur les soins gériatriques. Au début de son travail, il a remarqué un vide dans les soins de santé aux personnes âgées : l'exercice et la mobilité étaient souvent négligés au profit des médicaments ou de la chirurgie. En réponse, il a développé des programmes individualisés pour gérer la douleur chronique, la flexibilité et la posture, permettant aux personnes âgées de mener une vie satisfaisante et sans douleur. Sa méthode met l'accent sur l'importance d'exercices simples et efficaces que chacun peut entreprendre, quel que soit son niveau de forme physique.

En tant qu'auteur, le Dr. Clark a beaucoup écrit sur la santé et le bien-être des personnes âgées, simplifiant ainsi des concepts médicaux complexes pour ses lecteurs. Ses livres et articles mettent en évidence les bienfaits des étirements et du mouvement pour les personnes âgées, fournissant des recommandations pratiques que les personnes âgées peuvent adopter dans leur routine quotidienne. Ses écrits ont un public dévoué en raison de sa capacité à expliquer des informations sur la santé sans compromettre la profondeur ou l'exactitude.

En plus de sa pratique professionnelle et de ses écrits, le Dr. Clark est un éminent défenseur du bien-être mental et émotionnel des personnes âgées. Il intègre des techniques de pleine conscience et de relaxation dans ses séances d'étirement, qui aident les personnes âgées à gérer le stress et l'anxiété tout en améliorant leur santé physique. Son approche holistique met l'accent sur le lien entre l'esprit et le corps, encourageant les aînés à veiller aux deux aspects de leur bien-être.

Le Dr. Clark est actif dans sa communauté, offrant des ateliers gratuits et des initiatives de bien-être aux personnes âgées, en particulier dans les régions pauvres. Son dévouement à garder les personnes âgées actives et en bonne santé s'étend au-delà de sa carrière professionnelle, alors qu'il continue de former les travailleurs de la santé et de promouvoir des programmes de bien-être qui permettent aux personnes âgées de vivre leur meilleure vie.

INTRODUCTION

Maintenir la santé physique devient plus vital à mesure que nous vieillissons, mais cela devient également plus difficile. Pour les personnes âgées de plus de 70 ans, rester actif ne se limite pas à la santé physique ; il s'agit de maintenir l'indépendance, d'améliorer la qualité de vie et d'augmenter le bien-être général. Malheureusement, les programmes d'exercices standards peuvent s'avérer difficiles pour les personnes âgées en raison de douleurs articulaires, de limitations de mobilité ou de la peur des dommages. C'est là qu'interviennent les exercices sur chaise.

Les exercices sur chaise sont une alternative sûre, efficace et facilement accessible pour permettre aux personnes âgées de rester physiquement actives. Ils offrent une forme de mouvement plus douce qui soutient le corps tout en réduisant la tension articulaire, ce qui les rend excellents pour les personnes qui ont des difficultés à rester debout pendant de longues périodes ou à bouger librement. Les exercices sur chaise peuvent être effectués pratiquement n'importe où – à la maison, dans un centre communautaire ou même en fauteuil roulant – permettant aux personnes âgées de rester actives sans avoir besoin d'abonnements coûteux à une salle de sport ou d'équipement sophistiqué.

Ce livre est destiné à guider les aînés à travers des exercices visant à améliorer la force, la flexibilité, l'équilibre et la santé cardiovasculaire. Les exercices proposés dans ce livre peuvent vous aider à atteindre vos objectifs de perte de poids, de retrouver la mobilité perdue ou simplement de rester actif et indépendant.

De nombreuses personnes âgées sont confrontées à des défis qui rendent impossibles les programmes d'exercices standards. Des conditions telles que l'arthrite, l'ostéoporose, les problèmes d'équilibre et la douleur chronique peuvent rendre difficile la participation à des sports à fort impact ou vigoureux. De plus, la peur de tomber ou de se blesser peut amener certaines personnes âgées à renoncer complètement à faire de l'exercice, même si rester active est l'une des choses les plus importantes qu'elles puissent faire pour leur santé.

Beaucoup de ces restrictions sont éliminées grâce aux exercices sur chaise. Ils permettent aux personnes âgées de rester assises tout en effectuant des exercices qui améliorent la flexibilité, la force et la santé cardiovasculaire. La chaise offre un soutien au corps, réduisant ainsi le risque de dommages dus à des chutes ou à un effort excessif. Les exercices sur chaise sont également très réglables, ce qui signifie qu'ils peuvent être adaptés à des personnes ayant des niveaux de condition physique et des capacités physiques variés. Cela les rend idéaux pour les personnes âgées qui commencent tout juste un programme de remise en forme ou pour celles qui se remettent d'une blessure ou d'une maladie.

Un autre avantage non négligeable des exercices sur chaise est qu'ils favorisent la cohérence. Ils peuvent être effectués dans le confort de votre foyer, éliminant ainsi le besoin de transport ou d'accès à une salle de sport. Cette adaptabilité facilite l'inclusion d'exercices réguliers dans votre routine quotidienne, ce qui est essentiel pour la santé et le bien-être à long terme.

Ce livre est structuré en chapitres qui guident les lecteurs à travers les différentes facettes des exercices sur chaise, offrant ainsi une approche globale de la condition physique. Les chapitres sont destinés à vous aider à démarrer prudemment et à progresser à votre propre rythme, en mettant l'accent sur divers aspects de la santé tels que la force, la flexibilité, l'équilibre et la santé cardiaque.

Commencer un programme d'exercice peut être effrayant, surtout si vous êtes sédentaire depuis longtemps. Cependant, avec les exercices sur chaise, vous faites le premier pas vers un mode de vie plus sain et plus actif, dans lequel vous pouvez retrouver force, mobilité et indépendance.

Ce livre est destiné à vous aider tout au long de votre chemin en vous proposant des entraînements simples et des recommandations pratiques adaptées à vos besoins spécifiques. Quel que soit votre niveau de forme physique actuel, les entraînements sur chaise sont une méthode sûre et efficace pour rester actif, perdre du poids et améliorer votre qualité de vie.

L'intégration d'exercices sur chaise à votre routine quotidienne améliore non seulement votre santé physique, mais investit également dans votre avenir. Vous prenez le contrôle de votre corps et de votre bien-être, vous permettant ainsi de vous concentrer sur les activités et les expériences les plus importantes.

Maintenant, commençons sur le chemin de la forme physique et de la force.

CHAPITRE 1 : COMPRENDRE LES FONDAMENTAUX DES EXERCICES SUR CHAISE

Définition Et Avantages Des Exercices Sur Chaise

Les exercices sur chaise sont un type d'activité physique pratiquée en position assise sur une chaise, offrant une option d'entraînement accessible et à faible impact pour les personnes à mobilité réduite, en particulier les personnes âgées. Ces exercices peuvent cibler divers objectifs de mise en forme, notamment la force, la flexibilité, l'équilibre et la santé cardiovasculaire, sans que les participants aient besoin de se tenir debout ou de porter tout leur poids. Ces exercices, qui utilisent le support d'une chaise, constituent une approche sûre et efficace pour maintenir ou améliorer la condition physique, en particulier pour les personnes qui se remettent d'un accident, qui gèrent des maladies chroniques ou qui recherchent des moyens doux de rester actives.

Les exercices sur chaise consistent généralement en des mouvements assis comme des levées de bras, des extensions de jambes et des torsions du torse. Pour assurer la stabilité pendant les exercices debout, ils peuvent utiliser des bandes de résistance, des poids légers ou le dossier d'une chaise. Malgré leur simplicité, les exercices sur chaise peuvent fournir un entraînement complet du corps et peuvent être adaptés à différents niveaux de condition physique, du débutant à l'expérimenté. Les exercices sur chaise peuvent être adaptés aux besoins individuels, ce qui en fait une alternative polyvalente pour la perte de poids, l'amélioration de la flexibilité et le développement de la force.

Bien que les exercices sur chaise présentent plusieurs avantages pour la santé, leurs avantages par rapport aux autres types d'exercices les rendent idéaux pour les personnes âgées ou les personnes ayant des limitations physiques. *Voici une explication des raisons pour lesquelles les entraînements sur chaise se démarquent et offrent des avantages distincts :*

1. Convient à tous les niveaux de condition physique

L'un des avantages les plus notables des exercices sur chaise est qu'ils sont accessibles aux personnes de tous niveaux de condition physique, en particulier celles qui ont du mal à rester debout ou à effectuer des activités à fort impact. Les types d'exercices traditionnels, comme le jogging, le saut ou la levée de poids, peuvent être difficiles pour ceux qui ont des limitations de mobilité, des problèmes articulaires ou des maladies chroniques comme l'arthrite. Les exercices sur chaise, en revanche, offrent un environnement favorable dans lequel les mouvements sont effectués en position assise, réduisant ainsi considérablement la tension sur les articulations, les os et les muscles.

Pour les débutants ou ceux qui se remettent en forme après une longue absence, les exercices sur chaise constituent une porte d'entrée à l'activité physique sans risque de blessure ou de surmenage. Ils permettent aux gens de gagner en confiance et d'améliorer progressivement leur condition physique sans avoir à effectuer des entraînements plus difficiles ou plus exigeants.

2. Sécurité et moindre risque de blessure

De nombreuses personnes âgées et autres personnes ayant des problèmes de santé accordent la priorité à la sécurité, et les entraînements sur chaise offrent un avantage significatif à cet égard. Les exercices effectués en position assise réduisent le risque de perte d'équilibre ou de chute, ce qui est particulièrement bénéfique pour les personnes ayant une coordination limitée ou des muscles faibles. Ceci est crucial car les chutes sont l'une des principales causes de blessures chez les personnes âgées, entraînant souvent des fractures ou d'autres problèmes graves.

De plus, la structure de support d'une chaise réduit la pression sur les articulations et les os, ce qui rend ces entraînements plus faciles pour le corps. Les exercices sur chaise permettent aux personnes souffrant d'arthrite ou d'ostéoporose de rester actives sans causer de douleur ou d'inconfort. Les mouvements contrôlés diminuent également le risque d'étirement excessif des muscles ou des tendons, ce qui fait des exercices sur chaise une option sûre pour les personnes ayant déjà subi des blessures ou des problèmes médicaux.

3. Adaptabilité aux besoins individuels

L'un des aspects les plus intrigants des entraînements sur chaise est leur polyvalence. Ces entraînements sont simplement adaptables pour répondre aux demandes de différentes personnes. Les exercices sur chaise peuvent être modifiés en intensité et en complexité pour convenir à un débutant complet, à une personne en convalescence après une opération chirurgicale ou à toute personne recherchant un entraînement plus stimulant.

Des bandes de résistance ou des poids légers, par exemple, peuvent être utilisés pour rendre certains mouvements plus difficiles, tandis que les personnes qui souhaitent davantage d'assistance peuvent adhérer à des exercices simples et modérés. Dans cette approche, les entraînements sur chaise peuvent répondre à un large éventail d'objectifs de remise en forme, du développement de la force à l'amélioration de la flexibilité, le tout dans le même cadre.

Les exercices sur chaise peuvent également être personnalisés pour cibler certaines régions du corps, telles que les jambes, les bras ou le tronc. Cela les rend particulièrement pratiques pour les personnes qui souhaitent se concentrer sur un certain endroit sans forcer les autres parties de leur corps. Par exemple, une personne qui se remet d'une opération au genou peut se concentrer sur la force du haut du corps sans avoir à se tenir debout ni à exercer une pression sur le bas du corps.

4. Commodité et peu d'équipement requis

Un autre avantage des exercices sur chaise est qu'ils sont pratiques. Ils peuvent être réalisés pratiquement n'importe où, à condition qu'une chaise stable soit présente. Il n'y a aucune exigence d'abonnement à un gymnase ou d'équipement spécialisé, ce qui en fait une option attrayante pour les personnes qui peuvent avoir du mal à accéder aux installations d'entraînement traditionnelles.

Les exercices sur chaise sont parfaits pour les seniors qui aiment faire de l'exercice à la maison. Tout ce dont vous avez besoin est une chaise solide, et des équipements alternatifs tels que des poids légers ou des bandes de résistance peuvent être ajoutés pour varier, mais ils ne sont pas obligatoires. Cela rend les exercices sur chaise peu coûteux et simples à inclure dans un programme régulier, quelles que soient les conditions de vie de l'individu.

Les exercices sur chaise sont également portables, ce qui leur permet d'être effectués dans des endroits minuscules, ce qui est utile pour les personnes vivant dans des appartements, des résidences-services ou des maisons plus petites. En raison des besoins minimaux en espace et en équipement, les personnes âgées et les personnes à mobilité réduite peuvent rester actives sans les problèmes logistiques associés à des ensembles d'entraînement plus grands.

5. Intégration avec la vie quotidienne

Les entraînements sur chaise ont le net avantage de s'intégrer facilement à la vie quotidienne. Contrairement aux programmes d'entraînement plus sophistiqués, qui peuvent nécessiter du temps et de la concentration, les exercices sur chaise peuvent souvent être effectués par petites poussées tout au long de la journée. Cette capacité à diviser l'exercice en périodes plus petites peut aider les personnes âgées et les personnes ayant des horaires chargés à être cohérentes avec l'activité physique.

Une personne pourrait, par exemple, faire une série de levées de jambes tout en regardant la télévision ou étirer le haut de son corps en étant assise à un bureau ou à une table à manger. Cette flexibilité facilite le respect d'un régime car il n'est pas nécessaire de prévoir beaucoup de temps pour faire de l'exercice. Au lieu de cela, les entraînements sur chaise peuvent être intégrés aux activités régulières, ce qui en fait une solution de remise en forme à long terme.

6. Faible impact, mais efficace

Bien que les exercices sur chaise aient un faible impact et soient doux pour les articulations, ils peuvent néanmoins être très utiles pour améliorer la force, la flexibilité et la forme cardiovasculaire. Beaucoup de gens pensent qu'un entraînement assis ne peut pas être aussi intense qu'un exercice debout ; néanmoins, avec les mouvements et les changements appropriés, les exercices sur chaise peuvent donner lieu à un entraînement dur et complet.

Les activités du haut du corps, telles que les flexions des biceps assis ou les presses pectorales assises, peuvent améliorer efficacement la force musculaire, tandis que les marches assises ou les tapes sur les orteils peuvent augmenter la fréquence cardiaque pour un entraînement cardiovasculaire. Les exercices sur chaise sont contrôlés et permettent un engagement musculaire ciblé, de sorte que les individus peuvent toujours développer leurs muscles et améliorer leur condition physique sans se tenir debout ni exécuter des mouvements de haute intensité.

7. Convient à la réadaptation et aux maladies chroniques

Un autre avantage important des entraînements sur chaise est leur applicabilité aux personnes en réadaptation ou traitant de problèmes de santé chroniques. Les programmes d'exercices traditionnels mettent souvent trop de pression sur la récupération des muscles, des os ou des articulations, ralentissant la récupération ou exacerbant les symptômes de maladies spécifiques. Les exercices sur chaise, en revanche, sont suffisamment doux pour être inclus dans un programme de rééducation destiné aux personnes qui se remettent d'une opération, d'un accident ou d'une maladie.

Les personnes atteintes de maladies chroniques telles que l'arthrite, l'ostéoporose ou les maladies cardiovasculaires bénéficient des exercices sur chaise car ils ont un faible impact et favorisent le mouvement, ce qui est crucial pour la santé globale. Un mouvement régulier peut aider à soulager la raideur, à favoriser la circulation sanguine et à prévenir la faiblesse musculaire, autant d'éléments importants pour la gestion des maladies chroniques. Les exercices sur chaise, en particulier, servent à éviter la perte de mobilité qui peut survenir après des périodes d'inactivité prolongées en fournissant une technique sûre et efficace pour maintenir le corps en mouvement.

Les physiothérapeutes ajoutent fréquemment des exercices sur chaise aux plans de rééducation, car ils aident les patients à développer leur force, leur flexibilité et leur amplitude de mouvement sans exercer de pression excessive sur les zones sensibles. Par exemple, une personne qui se remet d'une opération à la hanche ou au genou peut travailler à renforcer le haut de son corps ou son tronc en position assise, améliorant progressivement sa condition physique globale et préparant son corps à revenir à des types d'exercices plus traditionnels.

8. Favorise l'indépendance et le vieillissement chez soi

De nombreuses personnes âgées accordent la priorité au maintien de leur indépendance, et les exercices sur chaise peuvent les aider à rester autonomes pendant de longues périodes. La force musculaire, l'équilibre et la flexibilité des personnes peuvent se détériorer avec l'âge, ce qui rend plus difficiles les actions courantes comme sortir du lit, se lever d'une chaise ou marcher sur de courtes distances. Les exercices sur chaise aident les personnes âgées à développer et à maintenir la force physique nécessaire pour effectuer ces activités de manière autonome.

Des exercices réguliers sur chaise peuvent aider les personnes âgées à améliorer leur condition fonctionnelle, c'est-à-dire leur capacité à accomplir les tâches quotidiennes en toute sécurité et de manière indépendante. Cela peut leur donner plus de confiance dans leurs actions, réduisant ainsi leur peur de tomber ou d'être blessé. En conséquence, les exercices sur chaise aident les personnes âgées à vieillir sur place en leur permettant de rester plus longtemps dans leur domicile et leur communauté sans nécessiter une aide considérable.

De plus, la mobilité et la force accrues obtenues grâce aux exercices sur chaise peuvent aider les personnes âgées à profiter d'événements sociaux, de voyager et de poursuivre leurs passe-temps, améliorant ainsi leur qualité de vie. Ce sentiment d'indépendance profite aux aînés non seulement physiquement mais aussi émotionnellement, leur permettant de conserver leur dignité et leur autonomie.

9. Santé mentale et bienfaits cognitifs

Si les bienfaits physiques des exercices sur chaise sont évidents, leur impact sur la santé mentale ne doit pas être sous-estimé. Il a été démontré qu'une activité physique régulière, même de modestes exercices sur chaise, atténue les symptômes d'anxiété, de mélancolie et de stress. L'exercice provoque la libération d'endorphines, qui sont des stimulants naturels de l'humeur qui améliorent les émotions de bien-être. Les exercices sur chaise peuvent aider les personnes âgées plus sujettes aux émotions de solitude ou d'isolement.

Les exercices sur chaise améliorent non seulement le bien-être mental, mais procurent également des avantages cognitifs. De nombreux mouvements lors des exercices sur chaise nécessitent de la coordination et de la concentration, ce qui peut stimuler et améliorer la fonction cognitive. Les exercices qui consistent à lever les jambes tout en bougeant les bras, par exemple, nécessitent que les participants se concentrent sur la coordination de nombreux mouvements en même temps, ce qui améliore la clarté mentale.

Cette stimulation cognitive est particulièrement cruciale pour les personnes âgées, car une activité mentale régulière peut stopper le déclin cognitif et améliorer la mémoire. Les exercices sur chaise, lorsqu'ils sont combinés à une respiration attentive et à des mouvements intentionnels, peuvent agir comme une sorte de méditation en mouvement, encourageant la relaxation et la réduction du stress. Pour les personnes âgées qui souffrent de difficultés de sommeil ou de niveaux de stress élevés, l'inclusion d'exercices sur chaise dans leur programme peut procurer une relaxation physique et mentale, améliorant ainsi leur qualité de vie globale.

10. Favorise l'interaction sociale et la participation au groupe

Les exercices sur chaise peuvent être effectués seuls, bien qu'ils soient le plus souvent effectués en groupe, tels que des centres communautaires, des résidences pour personnes âgées ou des programmes d'exercices en ligne. Cette partie sociale des exercices sur chaise présente un avantage supplémentaire car elle stimule l'interaction et la connexion avec les autres. De nombreuses personnes âgées croient que rester socialement impliqué est essentiel à leur santé mentale et émotionnelle. Les environnements d'exercices de groupe favorisent un sentiment de camaraderie et de soutien, ce qui aide les individus à rester motivés et responsables dans leurs programmes de remise en forme.

Faire de l'exercice avec d'autres peut également créer un environnement vivant et agréable, améliorant l'expérience et atténuant le sentiment d'isolement. Les cours d'exercices sur chaise offrent aux personnes âgées qui vivent seules ou loin de leur famille l'occasion de rencontrer de nouvelles personnes, de nouer des amitiés et de partager des expériences. Cette implication sociale contribue à réduire le sentiment de solitude, ce qui peut conduire à une meilleure santé mentale.

Même si vous préférez faire de l'exercice à la maison, des séances d'exercices virtuels sur chaise ou des groupes en ligne peuvent vous aider à vous sentir plus connecté et encouragé. Rejoindre un club virtuel permet aux individus de rester connectés et inspirés tout en faisant de l'exercice dans le confort de leur foyer. Ces cultures encouragent la camaraderie et les objectifs partagés, ce qui peut rendre les entraînements sur chaise plus agréables et durables dans le cadre d'un mode de vie sain.

11. Facile à modifier et à personnaliser

Un autre avantage important des exercices sur chaise est leur facilité de modification et de personnalisation pour répondre aux besoins et aux objectifs de chaque individu. Que quelqu'un débute dans l'exercice physique ou soit actif depuis des années, les exercices sur chaise offrent un cadre polyvalent qui peut être adapté au niveau de forme physique, aux contraintes physiques et aux préférences personnelles.

Les personnes souffrant de douleurs articulaires ou de problèmes de mobilité, par exemple, peuvent adhérer à des activités plus douces et à faible impact qui mettent l'accent sur la flexibilité et la mobilité, tandis que les participants plus avancés peuvent augmenter l'intensité avec des bandes de résistance, des poids ou des routines plus dynamiques. Cette polyvalence signifie que les entraînements sur chaise peuvent continuer à représenter un défi et à être bénéfiques aux personnes à mesure que leur condition physique s'améliore.

Les exercices sur chaise peuvent être conçus pour cibler des problèmes de santé spécifiques, tels que l'amélioration de la posture, le soulagement des maux de dos ou le renforcement des muscles centraux. Cette possibilité de réglage fait des exercices sur chaise une alternative extrêmement polyvalente pour quiconque tente d'atteindre des objectifs de remise en forme spécifiques sans exercer de pression inutile sur son corps. Les entraînements sur chaise encouragent un sentiment d'autonomie et d'autonomisation en matière de remise en forme en permettant aux gens d'adapter les exercices à leurs besoins spécifiques.

Les entraînements sur chaise présentent divers avantages spécifiques, ce qui en fait un bon choix pour les personnes de tous niveaux de forme physique, en particulier les personnes âgées et celles à mobilité réduite. Les exercices sur chaise sont bénéfiques pour diverses raisons, notamment l'accessibilité, la sécurité, l'adaptabilité et la commodité. Les exercices sur chaise permettent aux gens de conserver leur indépendance, d'améliorer leur santé physique et mentale et de mener une vie plus saine en fournissant une technique efficace et à faible impact pour développer la force, la flexibilité et la forme physique générale.

Avantages Pour La Santé Physique Et Mentale

Les exercices sur chaise sont une technique unique et efficace permettant aux personnes âgées de pratiquer une activité physique, en particulier celles qui ont des problèmes de mobilité ou d'équilibre. Ces activités peuvent améliorer considérablement la santé physique et le bien-être émotionnel et conduire à un mode de vie plus sain. Ci-dessous, nous examinerons les principaux avantages des exercices sur chaise pour la santé physique et mentale, en mettant l'accent sur les personnes âgées.

Avantages pour la santé physique :

1. **Force et endurance accrues :** L'un des principaux avantages des entraînements sur chaise est l'augmentation de la force et de l'endurance musculaires. Des exercices réguliers sur chaise peuvent aider les personnes âgées à améliorer le tonus musculaire, en particulier dans le haut et le bas du corps. Des exercices qui ciblent des groupes musculaires clés, tels que des flexions de biceps en position assise, des pressions sur la poitrine et des levées de jambes, peuvent aider les personnes âgées à maintenir leur force fonctionnelle. Ceci est essentiel pour les tâches quotidiennes telles que se lever d'une chaise, monter les escaliers et soulever les courses.

2. **Flexibilité accrue :** La flexibilité diminue avec l'âge, ce qui entraîne une raideur et un risque plus élevé de blessure. Les

exercices sur chaise comprennent des mouvements d'étirement qui peuvent améliorer la flexibilité dans des régions importantes comme le dos, les hanches et les épaules. Des poses telles que la flexion avant assise et les torsions assises aident les personnes âgées à conserver leur amplitude de mouvement, leur permettant d'accomplir leurs tâches quotidiennes plus confortablement.

3. **Équilibre et coordination améliorés :** Les chutes sont une préoccupation majeure pour les personnes âgées, et nombre d'entre elles entraînent des blessures graves. Les entraînements sur chaise peuvent améliorer l'équilibre et la coordination en mettant à l'épreuve la stabilité. Des exercices tels que les levées de jambes assises et les portées latérales améliorent la stabilité de base, nécessaire à l'équilibre. Les personnes âgées qui effectuent ces mouvements quotidiennement peuvent réduire leur risque de chute et améliorer leur stabilité générale.

4. **Gestion du poids :** L'exercice physique régulier, notamment en position assise, est essentiel à la gestion du poids. Les exercices sur chaise peuvent augmenter la dépense calorique, ce qui est bénéfique pour les personnes âgées qui souhaitent perdre du poids ou maintenir un poids santé. Des entraînements plus dynamiques, tels que la marche assise ou les extensions de jambes, peuvent augmenter la fréquence cardiaque et faciliter les tentatives de perte de poids. Maintenir un poids santé réduit également le risque de

développer des maladies chroniques comme le diabète et les maladies cardiaques.

5. **Santé cardiovasculaire :** Les entraînements sur chaise augmentent la forme cardiovasculaire en augmentant la fréquence cardiaque et en stimulant la circulation. Des activités simples, telles que des marches assises et des cercles de bras, peuvent augmenter la fréquence cardiaque et améliorer la santé cardiovasculaire. La participation régulière à ces activités peut contribuer à abaisser la tension artérielle, à améliorer le taux de cholestérol et à minimiser le risque de maladie cardiaque.

6. **Santé des articulations et soulagement de la douleur :** De nombreuses personnes âgées souffrent de douleurs et de raideurs articulaires, généralement causées par des maladies comme l'arthrite. Les exercices sur chaise peuvent donner des mouvements doux qui aident à lubrifier les articulations et à améliorer la santé globale des articulations. Les étirements assis et les activités à faible impact peuvent aider les personnes âgées à gérer la douleur et la raideur, améliorant ainsi leur qualité de vie. Une mobilité régulière est essentielle pour préserver la fonction articulaire et peut aider à atténuer l'intensité des symptômes de l'arthrite.

1. **Symptômes réduits de dépression et d'anxiété :** Il a été démontré que l'activité physique, y compris les exercices sur chaise, améliore la santé mentale. L'exercice régulier peut libérer des endorphines, les stimulants naturels de l'humeur du corps, ce qui entraîne moins de sentiments de désespoir et d'anxiété. Les exercices sur chaise peuvent aider les personnes âgées à améliorer leur humeur et à diminuer les sentiments de solitude ou de tristesse.

2. **Fonction cognitive améliorée :** De plus en plus de preuves indiquent que l'activité physique peut améliorer les performances cognitives des personnes âgées. L'exercice régulier augmente le flux sanguin vers le cerveau, ce qui favorise la formation de nouvelles cellules cérébrales et améliore la neuroplasticité. Les exercices sur chaise peuvent être un outil efficace pour les personnes âgées car ils sollicitent non seulement le corps mais aussi l'esprit, en particulier lorsque les activités physiques sont combinées à des tâches de mémoire ou à des problèmes de coordination.

3. **Amélioration de l'estime de soi et de la confiance :** Réussir les exercices sur chaise peut procurer un sentiment d'accomplissement tout en augmentant l'estime de soi et la confiance en soi. À mesure que les personnes âgées améliorent leur force, leur flexibilité et leur équilibre grâce à l'exercice, elles peuvent se sentir plus capables de participer

aux tâches quotidiennes. Cette confiance accrue peut avoir un impact positif, en encourageant les individus à essayer de nouvelles activités, à se mêler davantage et à participer à des événements communautaires.

4. **Interaction sociale et connexion :** De nombreuses personnes âgées trouvent l'inspiration et le plaisir dans les programmes d'exercices en groupe sur chaise. Ces situations sociales permettent aux gens d'interagir les uns avec les autres, créant ainsi un sentiment d'appartenance et de communauté. L'activité physique avec les autres peut atténuer les émotions d'isolement et de solitude, ce qui se traduit par une meilleure santé mentale. Les séances de groupe offrent également un environnement favorable dans lequel les aînés peuvent s'encourager mutuellement, discuter de leurs expériences et célébrer ensemble leurs réalisations.

5. **Réduction du stress et relaxation :** Une activité physique régulière, comme des exercices sur chaise, est une bonne approche pour réduire le stress. L'exercice augmente la libération de neurotransmetteurs qui aident à réguler l'humeur, réduisant ainsi la tension et l'anxiété. De plus, les exercices sur chaise peuvent inclure des techniques de respiration qui encouragent la relaxation et aident les personnes âgées à gérer leur niveau de stress. Se concentrer sur le mouvement et la respiration peut être une sorte de pleine conscience qui aide les personnes âgées à se recentrer et à trouver la paix face aux défis quotidiens.

6. **Qualité de vie améliorée :** Les exercices sur chaise offrent des avantages à la fois pour la santé physique et mentale, se traduisant par une meilleure qualité de vie. À mesure que les personnes âgées gagnent en force, en flexibilité et en confiance, il leur est peut-être plus facile de participer à des événements sociaux, de poursuivre leurs passe-temps et de vivre pleinement leur vie. L'exercice régulier peut fournir aux personnes âgées l'autonomisation dont elles ont besoin pour mener une vie plus heureuse et active, leur permettant ainsi de rester indépendantes plus longtemps.

Les exercices sur chaise offrent plusieurs avantages pour la santé physique et mentale des personnes âgées, ce qui en fait un complément précieux à tout plan d'entraînement. Ces activités profitent à l'autonomie et au bien-être des personnes âgées en améliorant leur force, leur flexibilité, leur équilibre et leur santé cardiovasculaire. De plus, les bienfaits sur la santé mentale, tels que la réduction des symptômes dépressifs, l'amélioration de la fonction cognitive et l'augmentation de l'engagement social, mettent en évidence les avantages globaux d'une activité physique régulière.

Pour les personnes âgées qui cherchent à améliorer leur santé, les exercices sur chaise constituent une approche sûre, efficace et agréable pour rester actives et prospérer au cours de leurs années d'or. À mesure que de plus en plus de personnes âgées réalisent les avantages des exercices sur chaise, elles peuvent mener une vie plus saine, plus heureuse et plus enrichissante.

Impact Sur La Gestion Du Poids

Le contrôle du poids est un élément important du maintien de la santé globale, en particulier chez les personnes âgées de plus de 70 ans. À mesure que nous vieillissons, notre métabolisme ralentit, ce qui rend plus difficile le maintien d'un poids santé. Une activité physique régulière, en particulier des exercices sur chaise, peut avoir un impact significatif sur la gestion du poids.

La gestion du poids implique de maintenir un poids santé grâce à une combinaison de nutrition et d'activité physique. Le contrôle du poids est particulièrement important pour les personnes âgées, car le surpoids augmente le risque de maladies chroniques comme le diabète, les maladies cardiaques et les difficultés articulaires. En revanche, une insuffisance pondérale peut entraîner une faiblesse musculaire, une malnutrition et une altération de la fonction immunitaire. Il est donc essentiel de parvenir à un équilibre approprié.

Comment les exercices sur chaise aident à gérer le poids

1. **Dépense calorique :** L'une des stratégies de gestion du poids les plus efficaces consiste à brûler plus de calories que vous n'en ingérez. Même si les exercices sur chaise brûlent moins de calories que les activités à fort impact, ils peuvent néanmoins contribuer de manière significative à la dépense calorique totale. La marche assise, les levées de jambes et les

mouvements du haut du corps activent tous les muscles et augmentent la fréquence cardiaque, entraînant une combustion de calories. Les exercices sur chaise sont une technique sûre et efficace permettant aux personnes âgées d'augmenter leur activité physique sans en faire trop.

2. **Développer la masse musculaire :** La sarcopénie est le déclin naturel de la masse musculaire avec le vieillissement. Une masse musculaire plus faible peut entraîner un métabolisme plus lent, ce qui rend plus difficile le maintien d'un poids santé. Les exercices sur chaise qui mettent l'accent sur l'entraînement en force, tels que les flexions des biceps assis et les presses pectorales, aident au développement et au maintien de la masse musculaire. L'augmentation de la masse musculaire vous aide non seulement à brûler plus de calories au repos, mais elle améliore également la composition corporelle dans son ensemble, ce qui se traduit par un poids santé.

3. **Améliorer le métabolisme :** Une activité physique régulière, en particulier des exercices sur chaise, peut contribuer à améliorer la fonction métabolique. L'exercice augmente les voies métaboliques qui facilitent la dégradation des graisses et du glucose, ce qui entraîne un métabolisme plus efficace. Ceci est particulièrement utile pour les personnes âgées, car un taux métabolique plus rapide peut contribuer à la perte ou à la gestion du poids, réduisant ainsi le risque de problèmes de santé liés au poids.

4. **Augmenter les niveaux d'activité physique :** Les exercices sur chaise peuvent servir de tremplin vers davantage d'activité physique. Pour les personnes âgées sédentaires, commencer par des exercices sur chaise peut renforcer la confiance et l'endurance, leur permettant ainsi de participer à davantage d'activités en dehors de leur programme d'exercices. À mesure que les personnes âgées acquièrent force et mobilité, elles peuvent être incitées à essayer de nouvelles formes d'activité physique, renforçant ainsi leurs efforts de gestion du poids.

5. **Accessibilité et durabilité :** L'un des principaux avantages des exercices sur chaise est leur commodité. De nombreuses personnes âgées peuvent avoir des problèmes de mobilité ou des douleurs persistantes, ce qui peut rendre difficiles les exercices typiques. Les entraînements sur chaise peuvent être effectués à la maison, ce qui facilite le respect d'un programme. La facilité avec laquelle ces exercices peuvent être intégrés à la vie quotidienne favorise l'engagement dans une routine d'entraînement cohérente, essentielle à la gestion du poids.

Les exercices sur chaise peuvent aider les personnes de plus de 70 ans à maintenir efficacement leur poids. Les personnes âgées qui intègrent ces activités simples à leur régime quotidien peuvent augmenter leur dépense calorique, leur masse musculaire, leur métabolisme et leur niveau total d'activité physique. Associés à un régime alimentaire nutritif et à des habitudes alimentaires attentives, les exercices sur chaise peuvent aider les personnes âgées à atteindre et à maintenir un poids santé, ce qui améliore leur santé et leur bien-être en général. Le chemin vers un bon contrôle du poids peut être difficile, mais avec de la détermination, du soutien et les outils appropriés, les personnes âgées peuvent réussir à surmonter cet élément essentiel de leur santé.

Mesures De Sécurité Et Conseils Aux Personnes Âgées

Maintenir une activité physique à mesure que nous vieillissons est essentiel pour améliorer notre santé, notre indépendance et notre qualité de vie. Cependant, donner la priorité à la sécurité est essentiel pour prévenir les blessures et garantir une expérience inoubliable. Voici des précautions de sécurité et des conseils détaillés pour les aînés participant aux exercices sur chaise.

1. Consultez un professionnel de la santé

Avant de commencer tout nouveau programme de remise en forme, les personnes âgées doivent contacter leur professionnel de la santé. Un médecin ou un physiothérapeute peut évaluer la santé, les médicaments et les capacités physiques d'un individu, et fournir des recommandations personnalisées sur les exercices appropriés et les modifications nécessaires. Cette phase est cruciale pour les personnes âgées atteintes de maladies chroniques, notamment d'arthrite, de maladies cardiaques ou de problèmes d'équilibre.

2. Choisissez la bonne chaise

La chaise utilisée pour les entraînements doit être solide et de bonne facture, de préférence sans roulettes. Voici quelques variables cruciales à considérer :

❖ **Hauteur :** La chaise doit permettre aux pieds de la personne âgée de reposer à plat sur le sol lorsqu'elle est assise. Cela favorise une posture et un équilibre corrects.

❖ **Support dorsal :** Une chaise à dossier haut offre soutien et stabilité lors de l'exercice. Il aide à réduire la fatigue du dos et à augmenter le confort.

❖ **Accoudoirs :** Les chaises avec accoudoirs peuvent aider les personnes ayant une force limitée à s'asseoir et à se lever plus facilement.

3. Maintenir un environnement sûr

Créer un environnement de formation sûr est essentiel pour éviter les chutes et les blessures. Voici quelques suggestions à considérer :

❖ **Dégagez la zone :** Retirez tout encombrement, tapis lâches ou obstacles de la zone autour de la chaise pour réduire les risques de trébuchement.

❖ **Éclairage adéquat :** Assurez-vous que l'espace d'entraînement est bien éclairé pour augmenter la visibilité et la sécurité. Pensez à utiliser un éclairage puissant et naturel ou des plafonniers pour éclairer toute la zone.

❖ **Revêtement de sol antidérapant :** Si possible, faites de l'exercice sur des surfaces non glissantes. Si vous utilisez un tapis, assurez-vous qu'il est solidement attaché au sol.

4. Habillez-vous convenablement

Le port de vêtements et de chaussures appropriés peut avoir un impact important sur le confort et la sécurité pendant les entraînements sur chaise. Voici ce que vous devriez considérer :

❖ **Vêtements confortables :** Portez des vêtements amples qui permettent une mobilité sans entrave. Évitez tout ce qui restreint les mouvements, comme les pantalons serrés ou les longues robes qui pourraient se coincer.

❖ **Chaussure :** Portez des chaussures de soutien, antidérapantes et offrant une bonne traction. Évitez de porter des pantoufles ou des tongs, car elles peuvent augmenter le risque de glisser.

5. Échauffement et récupération

L'échauffement et la récupération sont des éléments importants de toute routine de remise en forme, en particulier pour les personnes âgées.

❖ **Réchauffer :** Un programme d'échauffement de 5 à 10 minutes prépare le corps à une séance d'entraînement. Des mouvements doux comme des marches assises, des roulades d'épaules et des cercles de poignets peuvent aider à améliorer la circulation sanguine vers les muscles et les articulations.

❖ **Refroidir :** Après avoir terminé les exercices sur chaise, étirez-vous pendant quelques minutes et laissez votre fréquence cardiaque diminuer progressivement. Cela permet d'éviter les douleurs musculaires et augmente la flexibilité.

6. Écoutez votre corps

Les personnes âgées doivent être conscientes de leur corps et comprendre l'importance d'écouter ce qu'elles ressentent pendant l'exercice.

❖ **Arrêtez si vous ressentez de la douleur :** Si un entraînement produit un inconfort ou une douleur, vous devez l'arrêter immédiatement. La douleur est généralement une indication que quelque chose ne va pas, et continuer peut entraîner un préjudice.

❖ **Modifier les exercices :** Tous les entraînements ne conviennent pas à tout le monde. Les seniors doivent se sentir libres d'adapter leurs routines en fonction de leur niveau de confort. Par exemple, si le soulèvement des jambes est trop difficile, un glissement des jambes assises peut être une alternative préférable.

7. Restez hydraté

Une bonne hydratation est essentielle pour tout le monde, mais elle est particulièrement cruciale pour les personnes âgées, qui peuvent ne pas avoir soif même lorsque leur corps a besoin de liquides.

Prenez de l'eau avant et après : encouragez les personnes âgées à prendre un verre d'eau avant de commencer leur programme d'exercice, puis à s'hydrater à nouveau par la suite. Si votre entraînement dure plus d'une heure, il est préférable de rester hydraté.

8. Pratiquez des techniques de respiration appropriées

Respirer correctement pendant l'exercice peut améliorer les performances et la sécurité.

Les seniors doivent respirer profondément et régulièrement pendant leurs entraînements. Inspirez par le nez lors des entraînements faciles et expirez par la bouche lors des entraînements plus difficiles. Cette méthode permet d'apporter de l'oxygène aux muscles et favorise la relaxation.

9. Incorporer des exercices d'équilibre

Les exercices sur chaise peuvent être associés à un entraînement à l'équilibre pour augmenter la stabilité et réduire les risques de chute.

Inclure des mouvements d'équilibre simples dans votre routine, tels que des mouvements assis du talon aux orteils ou des levées de jambes, contribuera à renforcer le tronc et à améliorer la stabilité. Au fil du temps, ces activités pourraient permettre aux personnes âgées de se sentir plus en sécurité et plus confiantes lorsqu'elles sont debout ou marchent.

10. Encourager l'interaction sociale

Les exercices effectués avec d'autres peuvent apporter de la motivation, des encouragements et du plaisir.

Pensez à assister à un cours d'exercices sur chaise dans votre centre communautaire ou gymnase local. Faire de l'exercice avec d'autres favorise un sentiment de communauté et peut accroître la responsabilité.

Invitez les membres de la famille à se joindre aux exercices, ce qui en fait une activité agréable qui développe des liens tout en améliorant la santé.

11. Suivez vos progrès

Suivre les progrès peut être une motivation efficace pour les seniors.

Encouragez les aînés à tenir un cahier d'activités dans lequel ils peuvent noter les types d'activités qu'ils pratiquent, la durée de chacune et ce qu'ils ressentent par la suite. Cet enregistrement peut être utilisé pour suivre les progrès au fil du temps et encourager les gens à rester engagés.

12. Rechercher des conseils professionnels

Demander l'avis d'un professionnel peut être très bénéfique pour ceux qui débutent dans l'exercice ou qui ne savent pas comment procéder en toute sécurité.

Consultez un entraîneur professionnel spécialisé dans le fitness pour seniors ou un physiothérapeute. Ils peuvent créer des routines d'exercices sur mesure qui garantissent que les mouvements sont effectués en toute sécurité et avec succès.

Les exercices sur chaise peuvent aider les personnes âgées à maintenir une bonne santé physique, à améliorer leur qualité de vie et à retrouver leur indépendance. La sécurité doit toujours être la priorité absolue. Le respect de ces précautions et conseils permettra aux seniors de bénéficier d'un programme de remise en forme sûr et efficace, adapté à leurs besoins spécifiques et améliorant leur bien-être.

Équipement Et Outils Requis Pour Les Exercices Sur Chaise

Lorsque vous souhaitez améliorer votre condition physique grâce à des exercices sur chaise, disposer de l'équipement et des outils appropriés peut grandement augmenter l'efficacité de votre régime. Bien que de nombreux exercices sur chaise puissent être effectués sans équipement spécialisé, quelques éléments de base peuvent contribuer à rendre les entraînements plus confortables, plus sûrs et plus amusants. Cette section passera en revue l'équipement et les outils essentiels qui peuvent aider les personnes âgées dans leurs programmes d'exercices sur chaise.

1. Une chaise robuste

L'équipement le plus basique pour les entraînements sur chaise est une chaise solide. Cette chaise doit être solide, confortable et adaptée à la taille de l'utilisateur. Voici quelques considérations importantes :

La chaise doit être conçue de manière à ce que l'utilisateur puisse s'asseoir avec les pieds à plat sur le sol, les genoux pliés à un angle de 90 degrés et les hanches légèrement plus hautes que les genoux. Cette position est essentielle pour maintenir une posture et un équilibre corrects pendant l'exercice.

Les accoudoirs peuvent fournir un soutien supplémentaire, facilitant ainsi l'entrée et la sortie d'une chaise. Une chaise avec un dossier droit favorise une bonne posture, nécessaire pour divers entraînements.

Assurez-vous que la chaise a une surface antidérapante ou qu'elle est placée sur un sol solide pour éviter de glisser lors du déplacement.

2. Bandes de résistance

Les bandes de résistance sont des instruments utiles et peu coûteux qui offrent une résistance aux entraînements sur chaise, augmentant ainsi la force et l'endurance. Ils sont disponibles dans une variété de niveaux de résistance, ce qui les rend adaptés aux utilisateurs de différents niveaux de condition physique. Lorsque vous utilisez des bandes de résistance, tenez compte des points suivants.

Les types incluent des bandes à boucles, des bandes plates et des bandes à tubes. Les bandes à boucles sont généralement plus pratiques pour les entraînements assis car elles peuvent être fixées sous les pieds, tandis que les bandes à tubes comprennent des poignées pour une meilleure adhérence.

Les bandes de résistance peuvent être utilisées pour un large éventail d'exercices, notamment les flexions des biceps assis, les presses pectorales et les levées de jambes. Ils offrent une technique sûre pour développer une résistance sans risque de dommage lié aux poids importants.

3. Haltères légers

Les haltères légers sont un autre complément utile à un programme d'entraînement sur chaise. Ils sont parfaits pour renforcer le haut du corps et peuvent être utilisés dans plusieurs activités. Voici quelque chose à retenir :

Sélectionnez un poids à la fois gérable et difficile. Pour les personnes âgées, cela peut varier de 1 à 5 livres, en fonction de leurs capacités de force.

Prise en main : Choisissez des haltères avec une prise confortable. Certains peuvent présenter des surfaces caoutchoutées ou texturées pour éviter tout glissement, ce qui est particulièrement utile pour les personnes ayant une force de main limitée.

Utilisez des haltères qui ne créent ni tension ni inconfort. Il est recommandé de commencer avec des poids moindres et d'augmenter progressivement à mesure que la force s'améliore.

4. Tapis de yoga ou surface antidérapante

Utiliser un tapis de yoga ou assurer une surface antidérapante peut améliorer la sécurité des entraînements sur chaise. Un tapis amortit les pieds et évite les glissades et les chutes. Considérez ce qui suit.

Un tapis plus épais peut fournir un rembourrage supplémentaire, le rendant ainsi plus adapté aux activités assises.

Placez le tapis sur une surface stable et plane pour éviter tout mouvement pendant les entraînements.

5. Bloc ou oreiller de yoga sur chaise

Un bloc de yoga ou un oreiller ferme peut aider à fournir soutien et confort lors de divers mouvements. Voici comment ils peuvent être utilisés.

Un bloc ou un oreiller peut être utilisé pour surélever les jambes lors d'étirements spécifiques, facilitant ainsi les mouvements.

Ils peuvent également fournir un soutien supplémentaire lors d'activités assises, vous permettant de maintenir une posture appropriée.

L'utilisation d'un oreiller de construction ferme peut améliorer le confort lors de longues séances d'entraînement.

6. Bouteille d'eau

Rester hydraté est essentiel pour toute routine d'exercice, même les exercices sur chaise. Garder une bouteille d'eau à portée de main sert à plusieurs fins :

Garder l'eau largement accessible encourage des pauses hydratation fréquentes.

Une bouteille d'eau légère et portable vous permet de rester hydraté pendant votre entraînement.

7. Serviette

Une serviette peut servir à diverses tâches lors des entraînements sur chaise.

Placer une serviette sur le siège de la chaise peut offrir un confort et un soutien supplémentaires lorsque vous êtes assis.

Une serviette peut également être utilisée pour essuyer la sueur et maintenir l'hygiène pendant les entraînements, en particulier dans les climats plus chauds.

8. Musique ou appareil audio

L'utilisation de musique ou d'un appareil audio peut rendre les exercices sur chaise plus agréables et plus encourageants. Voici quelques raisons pour lesquelles vous devriez envisager cet outil.

La musique entraînante aide à alimenter les entraînements, augmentant l'humeur et la motivation.

Les entraînements audio guidés peuvent fournir des instructions et un timing, permettant ainsi aux personnes âgées de réaliser plus facilement les exercices.

9. Guide d'exercices ou ressource vidéo

Avoir accès à un guide d'exercices ou à une ressource vidéo peut grandement améliorer l'expérience des exercices sur chaise. Considérez ce qui suit.

L'instruction visuelle peut aider à garantir que les exercices sont effectués correctement, réduisant ainsi les risques de blessures.

Les ressources qui comprennent une gamme d'activités aident à maintenir les routines intéressantes et engageantes, favorisant ainsi une participation fréquente.

De nombreux guides proposent des outils de suivi pour vous aider à créer et à atteindre vos objectifs.

10. Chaussures de soutien

Bien qu'elles ne soient pas considérées comme un équipement au sens traditionnel du terme, des chaussures appropriées sont essentielles pour la sécurité et le confort lors des entraînements sur chaise. Voici quelques conseils :

Les chaussures à semelles antidérapantes aident à minimiser les chutes, notamment en se levant ou en se levant d'une chaise.

Des chaussures bien ajustées offrent un soutien et un confort adéquats, réduisant ainsi le risque d'inconfort pendant l'exercice.

S'équiper du matériel approprié pour les exercices sur chaise peut améliorer l'expérience globale, rendant les séances plus sûres et plus réussies. Une chaise solide, des bandes de résistance, des haltères légers et d'autres éléments de soutien apportent non seulement de la diversité aux programmes d'entraînement, mais répondent également aux besoins spécifiques des personnes âgées. En offrant une atmosphère confortable et sûre, les personnes âgées peuvent participer plus pleinement à leurs programmes d'exercices, ce qui se traduit par une meilleure forme physique, une plus grande indépendance et une meilleure qualité de vie. Comme d'habitude, avant de commencer tout nouveau programme d'exercice, contactez un médecin de santé, surtout si vous avez des problèmes de santé préexistants.

CHAPITRE 2 : COMMENCER VOTRE ROUTINE D'EXERCICES

Évaluez Votre Niveau De Forme Physique Actuel

L'évaluation de votre condition physique actuelle est une première étape importante dans la création d'un programme d'exercice efficace, en particulier pour les personnes âgées de plus de 70 ans. Comprendre votre santé physique actuelle peut vous aider à fixer des objectifs réalistes, à personnaliser votre programme d'entraînement en fonction de vos capacités et à suivre vos progrès au fil du temps. Cette évaluation peut également alerter votre professionnel de la santé de toute limite unique que vous pourriez avoir.

Pourquoi devriez-vous évaluer votre niveau de forme physique ?

1. **Approche personnalisée :** Le corps de chacun est différent, surtout avec l'âge. L'évaluation de votre niveau de forme physique vous permet d'adapter votre programme d'entraînement à vos objectifs et restrictions spécifiques.

2. **Identifier les forces et les limites :** Connaître vos points forts peut vous aider à les développer, tandis que reconnaître vos limites peut vous orienter vers des domaines de progrès.

3. **Établissement d'objectifs :** En évaluant votre niveau de forme physique, vous pouvez vous fixer des objectifs réalistes qui vous inspireront sans vous submerger.

4. **Suivi des progrès :** Des évaluations régulières peuvent vous aider à mesurer vos progrès au fil du temps, vous donnant ainsi de l'inspiration et un sentiment de réussite.

5. **Prévention des blessures :** Un examen précis identifie les risques potentiels pour la santé ou les blessures, vous permettant d'éviter les exercices susceptibles d'aggraver des conditions préexistantes.

Lorsque vous évaluez votre niveau de forme physique, examinez les principaux domaines suivants :

❖ **Endurance cardiovasculaire :** Cela fait référence à la capacité de votre cœur et de vos poumons à résister à un effort physique au fil du temps.

Un moyen de base est le test de marche chronométré. Trouvez un chemin plat et droit (comme un couloir ou une piste) et voyez jusqu'où vous pouvez marcher en six minutes. Pour les personnes âgées, une distance de 300 à 400 mètres est typique. Si vous possédez un vélo stationnaire ou un tapis roulant, vous pouvez l'utiliser à la place.

❖ **Force musculaire :** La force musculaire est la force maximale qu'un muscle peut générer.

Vous pouvez faire un test de support de chaise. Asseyez-vous sur le bord d'une chaise solide, les bras croisés sur la poitrine. Levez-vous puis asseyez-vous pendant 30 secondes. Comptez combien de fois vous pouvez vous lever pendant cette période. Un score décent se situe généralement entre 8 et 12 répétitions. Pour un test plus avancé, évaluez votre capacité à effectuer des boucles de biceps assis avec des poids légers.

❖ **Flexibilité :** La flexibilité est l'amplitude de mouvement de vos articulations et de vos muscles.

Le test Chair Sit and Reach est une excellente alternative. Asseyez-vous sur le bord d'une chaise et étendez une jambe devant vous, en gardant l'autre pied au sol. Avec les deux mains, atteignez vos orteils sur la jambe étendue. Déterminez jusqu'où vous pouvez vous étendre au-delà de vos orteils. Une distance de 2 à 4 pouces au-delà de vos orteils est considérée comme appropriée pour les personnes âgées.

❖ **L'équilibre est essentiel pour éviter les chutes et conserver son indépendance.**

Le test sur pied sur une seule jambe peut être effectué en utilisant une chaise comme support. Tenez-vous debout sur une jambe le plus longtemps possible sans rien toucher. Idéalement, visez au moins 10 secondes par jambe.

❖ **Composition corporelle :** Qu'est-ce que c'est. La composition corporelle est la proportion de masse grasse et non grasse dans votre corps.

Bien que les mesures les plus précises nécessitent un équipement spécialisé, des approches simples telles que mesurer votre tour de taille peuvent suffire. Un tour de taille supérieur à 35 pouces pour les femmes et à 40 pouces pour les hommes peut suggérer un risque accru de problèmes de santé.

Outils d'évaluation

❖ **Trackers de remise en forme :** Les trackers de fitness portables peuvent fournir des informations utiles sur vos niveaux d'activité quotidiens, votre fréquence cardiaque et vos habitudes de sommeil, qui contribuent tous à votre niveau de forme physique global.

❖ **Applications mobiles :** Il existe de nombreuses applications disponibles qui peuvent vous aider à naviguer dans les évaluations et à suivre vos progrès au fil du temps.

❖ **Évaluation professionnelle :** Si possible, consultez un entraîneur personnel ou un physiothérapeute spécialisé dans le fitness pour personnes âgées. Ils peuvent effectuer une évaluation approfondie et concevoir un programme de formation personnalisé en fonction de vos besoins.

L'évaluation de votre niveau de forme physique actuel est une étape importante dans l'élaboration d'un programme d'exercices efficace répondant à vos besoins en tant que personne âgée. Comprendre votre endurance cardiovasculaire, votre force musculaire, votre flexibilité, votre équilibre et votre composition corporelle vous permet de créer des objectifs réalistes, de suivre vos progrès et, en fin de compte, d'améliorer votre santé et votre bien-être en général. N'oubliez pas que le chemin vers la forme physique est unique à chaque individu et que vous devez procéder à votre propre rythme.

Fixer Des Objectifs Réalisables Et Suivre Les Progrès

Pour profiter pleinement des avantages des exercices sur chaise, il est essentiel de fixer des objectifs réalistes et de suivre efficacement les progrès. Fixer des objectifs est une partie importante de tout programme d'entraînement car il donne une direction et une inspiration. Les buts vous aident à vous concentrer sur vos objectifs, ce qui facilite la création d'un plan d'action discipliné. Des objectifs bien définis pour les personnes âgées qui pratiquent des exercices sur chaise peuvent se traduire par une meilleure santé physique, plus de confiance et une meilleure qualité de vie.

Les objectifs peuvent être divisés en deux catégories : à court terme et à long terme.

Les objectifs à court terme peuvent être atteints en quelques semaines ou mois. Ils peuvent servir de tremplin vers des objectifs plus ambitieux et vous aider à rester motivé.

Les objectifs à long terme sont plus importants et peuvent prendre des mois, voire des années. Ces objectifs offrent une perspective plus large pour votre parcours de remise en forme, vous permettant de vous concentrer sur des étapes importantes.

Lorsque vous créez des objectifs, en particulier pour les exercices sur chaise, assurez-vous qu'ils sont raisonnables, réalisables et adaptés à vos compétences. *Voici un guide étape par étape pour définir des objectifs efficaces :*

1. Tenez compte de votre force, de votre flexibilité, de votre équilibre et de votre mobilité générale. Cet examen vous aidera à déterminer ce qui est réalisable et à établir des objectifs acceptables.

2. Réfléchissez aux aspects de votre condition physique que vous aimeriez améliorer. Vous souhaitez gagner en force et en souplesse, perdre du poids ou améliorer votre équilibre ? L'identification de domaines d'intervention distincts vous permettra de fixer des objectifs plus ciblés.

3. Fixez-vous des objectifs SMART. Pour garantir l'efficacité de vos objectifs, appliquez les critères SMART :

❖ *Spécifique :* Identifiez vos objectifs (par exemple « Je veux améliorer la force de mes jambes »).

❖ *Mesurable :* Créez des critères pour suivre vos progrès (par exemple, « Je serai capable d'effectuer 10 levées de jambes assises d'affilée »).

❖ *Réalisable :* Assurez-vous que vos objectifs sont raisonnables pour votre niveau de forme physique actuel et vos éventuelles contraintes (par exemple, « J'augmenterai mes levées de jambes assises de 5 à 10 d'ici quatre semaines »).

❖ ***Pertinent :*** Vos objectifs doivent être cohérents avec vos objectifs de santé globaux (par exemple, « Améliorer ma force m'aidera à conserver mon indépendance »).

❖ ***Temps :*** Fixez une limite de temps pour atteindre vos objectifs (par exemple, « Je terminerai cela dans le mois prochain »).

4. La vie peut être imprévisible, il est donc important de s'adapter. Si vous rencontrez des difficultés ou des revers, réévaluez vos objectifs et modifiez-les si nécessaire. La flexibilité vous aide à rester engagé et dévoué à votre programme d'entraînement.

Suivi de vos progrès

Une fois que vous avez défini vos objectifs, suivre vos progrès est essentiel pour rester motivé et sur la bonne voie. Le suivi de vos réalisations vous permet d'apprécier les succès tout en identifiant les domaines qui peuvent nécessiter une attention accrue. *Voici quelques excellentes stratégies pour suivre les progrès :*

1. Enregistrez vos entraînements, vos répétitions et vos sensations au cours de chaque séance. L'enregistrement de ces informations vous permettra de voir vos progrès au fil du temps et d'avoir un aperçu de vos réalisations.

2. Créez un tableau de progression pour suivre visuellement vos objectifs et vos progrès. Vous pouvez utiliser des tableaux ou des graphiques pour suivre des mesures spécifiques telles que le nombre de répétitions ou la durée de l'exercice. Les aides visuelles peuvent être très encourageantes et vous montrer jusqu'où vous êtes allé.

3. Divisez vos objectifs à long terme en étapes plus petites et plus réalisables. Célébrez vos réalisations lorsque vous franchissez chaque étape, qu'il s'agisse d'augmenter vos performances dans une certaine activité ou d'être cohérent avec votre programme.

4. Révisez régulièrement votre parcours de remise en forme. Considérez comment vos objectifs ont changé, les problèmes auxquels vous avez été confrontés et ce que ressent votre corps. La réflexion peut fournir des informations vitales et vous permettre de modifier vos objectifs si nécessaire.

5. Partagez vos objectifs et vos réussites avec votre famille et vos amis pour obtenir soutien et responsabilisation. Avoir un système de soutien peut augmenter votre motivation et vous aider à respecter votre plan de remise en forme.

Fixer des objectifs réalistes et suivre les progrès sont des éléments essentiels d'une routine de remise en forme réussie pour les personnes âgées qui participent à des exercices sur chaise. En mesurant votre niveau de forme physique actuel, en identifiant les domaines spécifiques à développer et en définissant des objectifs à l'aide des critères SMART, vous pouvez tracer une voie claire pour atteindre vos objectifs de forme physique. Suivre vos progrès à l'aide d'un carnet de fitness, de graphiques et de jalons vous aidera à rester motivé et responsable.

Créer Un Plan D'exercice Hebdomadaire

Créer un programme d'exercice hebdomadaire structuré est essentiel pour les personnes âgées qui cherchent à améliorer leur santé et à maintenir leur mobilité. Un plan bien conçu fournit une feuille de route pour atteindre les objectifs de mise en forme, améliore la responsabilité et favorise la cohérence.

A. Fréquence et durée

Fréquence : Visez au moins 150 minutes d'exercice d'intensité modérée par semaine, comme recommandé par les autorités sanitaires. Pour les seniors, cela peut être décomposé en séances plus courtes réparties sur la semaine. Par exemple, visez 30 minutes d'exercice cinq fois par semaine.

Durée : Chaque séance doit inclure du temps pour l'échauffement, les exercices principaux et la récupération. Une session typique pourrait ressembler à ceci :
Échauffement : 5 minutes
Exercices principaux : 20-25 minutes
Récupération : 5 à 10 minutes

B. Types d'exercices

Intégrez une variété de types d'exercices à votre programme hebdomadaire pour aborder différents aspects de la condition physique :

1. **Entraînement en force :** Incluez 2 à 3 jours d'exercices de musculation axés sur les principaux groupes musculaires. Par exemple, des exercices sur chaise tels que des flexions de biceps assis, des presses à épaules assises et des squats sur chaise modifiés peuvent aider à développer les muscles et à maintenir la densité osseuse.

2. **Exercice cardiovasculaire :** Visez 2 à 3 jours d'exercices cardiovasculaires pour améliorer la santé cardiaque et l'endurance. Cela peut impliquer une marche sur chaise, des crics assis ou même une marche rapide si vous vous sentez à l'aise. N'oubliez pas de commencer lentement et d'augmenter progressivement l'intensité.

3. **Exercices de flexibilité et d'équilibre :** Consacrez du temps aux exercices de flexibilité et d'équilibre au moins 2 à 3 jours par semaine. Les étirements assis, les poses d'arbres assis et d'autres routines d'étirement améliorent la flexibilité et aident à prévenir les chutes.

Voici un exemple de programme d'exercices hebdomadaire adapté aux personnes âgées :

Day	Activity	Duration
Monday	Strength training (e.g., bicep curls)	30 mins
Tuesday	Cardiovascular exercise (seated marching)	30 mins
Wednesday	Flexibility exercises (e.g., seated stretches)	30 mins
Thursday	Strength training (e.g., chair squats)	30 mins
Friday	Cardiovascular exercise (seated jacks)	30 mins
Saturday	Flexibility and balance (e.g., tree pose)	30 mins
Sunday	Rest day or gentle walk	-

N'hésitez pas à ajuster le plan en fonction de vos préférences et de votre emploi du temps, vous pouvez également proposer une structure qui correspond le mieux à votre emploi du temps. La clé est de trouver une routine qui vous convient et qui vous maintient engagé.

Bien que la structure soit importante, il est tout aussi essentiel de rester flexible dans votre programme d'exercices. La vie peut être imprévisible et vous pouvez modifier votre routine en fonction de ce que vous ressentez chaque jour. Si vous n'êtes pas prêt pour un entraînement complet, envisagez de faire une séance plus courte ou de vous concentrer plutôt sur des étirements doux. L'objectif est de maintenir un mode de vie actif sans ajouter de stress inutile.

Créer un programme d'exercice hebdomadaire est un outil puissant pour les personnes âgées qui cherchent à améliorer leur santé et à conserver leur indépendance. En évaluant votre niveau de forme physique comme indiqué précédemment dans les sections précédentes, en fixant des objectifs réalistes et en structurant une routine équilibrée, vous pouvez faire des progrès significatifs vers une meilleure santé. N'oubliez pas de suivre vos progrès, d'intégrer les aspects sociaux et de rester flexible pour garantir que votre parcours d'exercice reste agréable et durable. Avec engagement et cohérence, vous pouvez améliorer votre qualité de vie et profiter des bienfaits d'une activité physique régulière.

Incorporer Les Aspects Sociaux Dans Les Routines D'exercices Sur Chaise

L'activité physique est essentielle au maintien d'une bonne santé, en particulier pour les personnes âgées de plus de 70 ans. Alors que les gens sont confrontés aux défis du vieillissement, l'inclusion d'éléments sociaux dans les programmes d'exercices peut améliorer considérablement la motivation, l'observance et le bien-être général. Les séances de groupe, la participation familiale et les interactions sociales créent un sentiment d'appartenance, de responsabilité et d'encouragement, ce qui peut avoir un impact énorme sur leur parcours de remise en forme.

Importance de l'interaction sociale pendant l'exercice

L'implication sociale est une exigence humaine essentielle. C'est particulièrement important pour les personnes âgées, qui peuvent se sentir isolées ou seules. Participer à des cours d'exercices en groupe ou intégrer les membres de la famille à des programmes de remise en forme peut aider à établir un environnement positif qui combat les pensées négatives. Selon les recherches, les personnes âgées qui participent à des activités sociales sont plus susceptibles de poursuivre leurs programmes de conditionnement physique et de profiter des nombreux bienfaits pour la santé physique et mentale qu'apporte une activité physique régulière.

1. **Motivation accrue :** Faire de l'exercice avec les autres peut améliorer la motivation. Les participants dans un environnement de groupe peuvent se soutenir mutuellement, partager les obstacles et remporter des victoires ensemble. Cette expérience partagée pourrait motiver les aînés à surmonter l'inconfort ou la fatigue, sachant qu'ils ont un système de soutien derrière eux.

2. **Responsabilité accrue :** Les cours en groupe ou la participation de la famille peuvent encourager la responsabilisation. Lorsque les seniors savent que d'autres s'attendent à ce qu'ils assistent à un cours ou effectuent une séance d'exercices, ils sont moins enclins à les sauter. Ce dévouement envers les autres peut leur fournir la motivation dont ils ont besoin pour rester cohérents.

3. **Bien-être mental amélioré :** Socialiser tout en faisant de l'exercice peut aider les personnes âgées à surmonter leurs émotions de solitude et de tristesse. Les conversations, le partage d'expériences et le développement de liens dans un contexte social peuvent améliorer l'humeur et la santé mentale.

Cours de groupe

Les programmes d'exercices de groupe conçus spécifiquement pour les personnes âgées constituent un moyen fantastique d'ajouter des fonctionnalités sociales aux programmes d'exercices sur chaise. Ces séances sont souvent dirigées par des instructeurs qualifiés qui comprennent les besoins uniques des personnes âgées et peuvent adapter les entraînements à différents niveaux de forme physique.

1. **Séances disponibles :** Les centres communautaires, les gymnases et les résidences pour personnes âgées proposent une variété de séances d'exercices sur chaise. *Les options pourraient inclure :*

   - ❖ *Yoga sur chaise :* Il s'agit d'un style de yoga doux qui encourage la flexibilité, l'équilibre et la relaxation en position assise.

   - ❖ *Aérobic sur chaise :* Il s'agit d'une séance à haute énergie qui vise à améliorer la forme cardiovasculaire et la force via des exercices rythmiques en position assise.

   - ❖ *Cours de musculation :* Ces programmes, axés sur la force musculaire, utilisent généralement des bandes de résistance ou des poids légers en position assise.

2. **Créer une communauté :** La participation régulière à des programmes de groupe encourage les individus à nouer des liens avec leurs pairs. Au fil du temps, ces interactions peuvent se transformer en amitiés, apportant un soutien social en dehors du cadre d'entraînement. Les seniors peuvent attendre avec impatience les cours non seulement pour

l'exercice mais aussi pour la camaraderie qu'ils partagent avec leurs camarades de classe.

3. **Engager les instructeurs :** Des instructeurs qualifiés dirigent non seulement les exercices, mais favorisent également un environnement inclusif. Ils peuvent faciliter les discussions de groupe, fournir des idées et intégrer des éléments sociaux dans les salles de classe. Un instructeur engageant peut encourager les apprenants à interagir les uns avec les autres, créant ainsi un sentiment de communauté.

Participation familiale

Impliquer les membres de la famille dans des routines d'exercices sur chaise peut grandement augmenter la motivation et le plaisir d'une personne âgée. L'exercice devient une activité partagée qui favorise les liens, développe des souvenirs à long terme et renforce les liens familiaux.

1. **Établir une routine d'exercices en famille :** Les membres de la famille peuvent planifier des séances d'exercice régulières avec leurs proches âgés, ce qui en fait une partie agréable et engageante de leur routine quotidienne. Qu'il s'agisse d'un cours hebdomadaire d'exercices sur chaise ou d'un entraînement à domicile, cet engagement partagé renforce les relations familiales et favorise des comportements sains pour les générations futures.

2. **Rendre ça amusant :** L'engagement familial ne doit pas nécessairement se limiter à l'exercice formel. Des activités amusantes, comme des soirées dansantes, des jeux basés sur le mouvement ou simplement une légère promenade dans le parc, peuvent aider les personnes âgées à rester impliquées tout en encourageant l'exercice physique. L'objectif est de maintenir l'environnement léger et divertissant.

3. **Favoriser la compréhension et le soutien :** Les membres de la famille peuvent en apprendre davantage sur les activités précises qui aident leurs proches âgés, leur permettant ainsi de comprendre la valeur de l'activité physique pour maintenir leur santé et leur indépendance. Ces informations peuvent conduire à une empathie et un soutien accrus, permettant ainsi aux personnes âgées de respecter plus facilement leurs programmes d'exercice.

4. **Développer des habitudes saines :** Les personnes âgées peuvent donner le bon exemple aux générations futures en incluant leurs familles dans le sport. Ce contact peut encourager les membres de la famille à mener une vie plus active, favorisant ainsi le bien-être général de la famille.

Surmonter les obstacles à la participation sociale

Bien que les avantages d'inclure les aspects sociaux dans l'exercice soient évidents, certaines personnes âgées peuvent rencontrer des obstacles à leur participation. Il est essentiel de surmonter ces obstacles pour créer une atmosphère inclusive et solidaire.

1. **Problèmes de transport :** De nombreuses personnes âgées peuvent avoir du mal à accéder aux programmes de groupe ou aux centres communautaires. Les membres de la famille peuvent aider en proposant des promenades ou en organisant des séances d'entraînement à la maison. Les initiatives communautaires peuvent également fournir un moyen de transport aux personnes âgées pour qu'elles puissent assister aux cours.

2. **Problèmes de santé :** Les personnes âgées peuvent s'inquiéter de leur santé et de leur capacité à participer à des entraînements de groupe. Il est essentiel de garantir que les cours sont dispensés par des enseignants qualifiés, capables de modifier les exercices selon différents niveaux de compétence. Les membres de la famille peuvent également conseiller aux personnes âgées de parler à leurs prestataires de soins de santé avant de commencer tout nouveau programme de remise en forme.

3. **Peur du jugement :** Les personnes âgées peuvent être conscientes de leurs talents dans une situation de groupe. Il est essentiel de favoriser un lieu de travail accueillant dans lequel chacun est encouragé, quelle que soit sa condition physique. Des encouragements positifs de la part des

enseignants et des autres participants pourraient contribuer à réduire ces inquiétudes.

4. **Manque de sensibilisation :** Certaines personnes âgées peuvent ne pas connaître les différentes alternatives aux cours de groupe ou à la participation de la famille à l'exercice. Les programmes de sensibilisation communautaire, les dépliants dans les centres locaux et le bouche-à-oreille de la famille et des amis peuvent tous contribuer à une meilleure connaissance des options disponibles.

L'intégration de fonctionnalités sociales dans les routines d'exercices sur chaise est une stratégie efficace pour améliorer l'expérience de remise en forme des personnes âgées de plus de 70 ans. Les personnes âgées peuvent découvrir l'inspiration, la responsabilité et un sentiment d'appartenance en participant à des cours de groupe et avec leur famille. Ils peuvent célébrer leurs triomphes et surmonter les problèmes avec les autres, ce qui se traduit par une meilleure santé physique et un bien-être général. Les personnes âgées qui établissent des relations sociales peuvent rendre leurs programmes de remise en forme plus amusants, plus durables et devenir une partie essentielle de leur vie.

CHAPITRE 3 : EXERCICES D'ÉCHAUFFEMENT

L'importance De L'échauffement

L'échauffement est un élément crucial de tout programme d'exercice, en particulier pour les personnes âgées qui participent à des exercices sur chaise. Il s'agit d'augmenter progressivement la fréquence cardiaque, le flux sanguin et la température musculaire afin de préparer le corps à l'effort physique. Cette période préparatoire améliore non seulement les performances, mais minimise également les risques de préjudice. Ci-dessous, nous aborderons l'importance de l'échauffement, ses avantages et comment l'inclure dans votre programme d'exercices.

1. Avantages physiologiques

❖ **Augmentation du flux sanguin et de l'apport en oxygène :** À mesure que vous vous échauffez, votre fréquence cardiaque augmente, pompant plus de sang dans votre corps. Cette augmentation du flux sanguin fournit plus d'oxygène et de nutriments aux muscles, ce qui est nécessaire pour des performances optimales. Les muscles deviennent plus efficaces dans la création d'énergie à mesure qu'ils absorbent suffisamment d'oxygène, ce qui permet de plus longues périodes d'exercice. L'échauffement est particulièrement important pour les personnes âgées qui peuvent avoir une circulation limitée, car il garantit que leur corps peut tolérer l'effort physique en toute sécurité.

❖ **Température musculaire améliorée :** L'échauffement augmente la température musculaire, ce qui est nécessaire à la flexibilité musculaire et au fonctionnement général. Les muscles plus chauds sont plus flexibles, ce qui réduit la raideur et augmente l'amplitude de mouvement des articulations. Ceci est particulièrement utile pour les personnes âgées, qui peuvent ressentir des raideurs en raison de changements liés à l'âge dans leurs muscles et leurs tissus conjonctifs. L'échauffement peut améliorer l'efficacité et le confort des exercices sur chaise pour les personnes âgées en augmentant la flexibilité.

2. Prévention des blessures

❖ **Réduire la tension musculaire :** L'une des conséquences les plus graves de l'exercice sans échauffement est la tension musculaire. Les muscles froids sont plus sujets aux blessures telles que les tiraillements et les déchirures, qui peuvent être particulièrement dangereuses pour les personnes âgées. Les seniors peuvent réduire leur risque de blessure en augmentant progressivement l'intensité de leurs activités grâce à des échauffements.

❖ **Lubrification des articulations :** L'échauffement favorise la création de liquide synovial, qui lubrifie les articulations. Ceci est essentiel pour préserver la santé et la fonction des articulations, en particulier chez les personnes âgées susceptibles de souffrir d'arthrite ou de douleurs articulaires. Des articulations bien lubrifiées peuvent bouger plus librement, ce qui est essentiel pour l'efficacité et la sécurité des entraînements sur chaise.

3. Préparation mentale

❖ **Préparation psychologique :** L'échauffement a un objectif à la fois physique et psychologique. Il permet aux seniors de se préparer mentalement à leurs entraînements, en détournant leur concentration des distractions quotidiennes pour se concentrer sur leurs objectifs de santé. S'engager dans une activité physique légère peut également améliorer l'humeur, rendant l'exercice plus amusant et moins intimidant.

❖ **Établir une routine :** Inclure une routine d'échauffement vous aidera à développer une habitude d'entraînement cohérente. Il signale au cerveau qu'il est temps de participer à une activité physique, soulignant ainsi l'importance de l'exercice régulier. Pour les personnes âgées en difficulté de motivation, un échauffement familier peut rendre le début d'une séance d'exercice plus attrayant.

Types d'exercices d'échauffement

Les étirements dynamiques consistent à déplacer plusieurs parties de votre corps tout en augmentant progressivement la portée, la vitesse ou les deux. Les exemples incluent les cercles de bras, les balancements de jambes et les torsions du torse. Ces mouvements améliorent non seulement la flexibilité, mais préparent également le corps aux mouvements spécialisés requis dans les exercices sur chaise.

Des entraînements cardiovasculaires légers comme la marche assise, les flexions latérales et les tapes douces sur les orteils aideront à réchauffer le corps. Ces activités augmentent la fréquence cardiaque et font circuler le sang sans exercer trop de pression sur le corps.

Techniques de respiration : L'inclusion de techniques de respiration profonde dans l'échauffement peut aider à détendre l'esprit et le corps. La respiration profonde améliore l'apport d'oxygène et réduit l'anxiété, établissant ainsi un ton agréable pour l'entraînement à venir.

Recommandations pour les aînés

Les échauffements pour les seniors devraient durer de 5 à 10 minutes, avec une intensité augmentant progressivement. L'idée est d'augmenter la fréquence cardiaque et la chaleur musculaire sans surmenage. Commencez par des mouvements de faible intensité et augmentez progressivement vers des mouvements plus dynamiques.

L'échauffement doit être adapté au niveau de forme physique de chacun et à tout problème de santé préexistant. Les seniors doivent écouter leur corps et procéder à des ajustements pour éviter tout inconfort. Les activités d'échauffement assises peuvent être très bénéfiques pour les personnes à mobilité réduite.

Pour profiter pleinement des bienfaits de l'échauffement, les seniors devraient en faire un élément non négociable de leur programme d'entraînement. La cohérence, comme pour un autre entraînement, est essentielle pour développer la force, la flexibilité et la forme physique générale.

L'échauffement est une phase importante dans la préparation du corps à l'exercice, notamment pour les seniors qui pratiquent des exercices sur chaise. Un échauffement approprié peut considérablement améliorer la sécurité et l'efficacité d'un entraînement en améliorant la circulation sanguine, en augmentant la température musculaire, en réduisant les risques de blessures et en favorisant la préparation mentale. Les personnes âgées devraient faire de l'échauffement un élément essentiel de leur programme de conditionnement physique pour s'assurer qu'elles puissent profiter des avantages de l'exercice de manière sûre et efficace.

En conclusion, l'importance de l'échauffement ne peut être soulignée ; il constitue la pierre angulaire d'une bonne séance d'exercice, jetant les bases d'une meilleure santé, mobilité et indépendance. Les personnes âgées qui intègrent un programme d'échauffement complet peuvent se lancer dans leur parcours de remise en forme avec confiance et joie, sachant qu'elles font des efforts essentiels pour protéger leur corps tout en travaillant pour atteindre leurs objectifs de santé.

Routines D'échauffement Simples À Effectuer En Position Assise

Les exercices d'échauffement sont essentiels pour préparer le corps à une activité physique plus intense, augmenter la flexibilité et éviter les blessures. Les routines d'échauffement en position assise peuvent constituer une stratégie sûre et efficace pour permettre aux personnes âgées de participer à une activité physique, en particulier celles de plus de 70 ans. Cette stratégie permet aux individus de bénéficier des avantages de l'exercice tout en évitant le risque de chute ou d'inconfort. Vous trouverez ci-dessous de nombreuses activités d'échauffement assis qui ciblent différentes zones musculaires, stimulent la circulation et améliorent le bien-être général.

1. Marche assise

Durée : 2 à 3 minutes

La marche assise est une approche efficace pour augmenter le flux sanguin vers les jambes et se préparer à d'autres entraînements.

Instructions :

1. Asseyez-vous bien droit sur une chaise ferme, les pieds à plat sur le sol.

2. Commencez à marcher en élevant un genou vers votre poitrine et en levant le bras opposé.
3. Alternez lentement et régulièrement les côtés.
4. Maintenez une bonne posture et respirez profondément.

Avantages : Cet exercice améliore la circulation cardiovasculaire, réchauffe les fléchisseurs de la hanche et augmente la coordination.

2. Rouleaux de cou

Durée : 1 à 2 minutes

Les rouleaux de cou servent à soulager le stress du cou et des épaules, ce qui en fait un échauffement incontournable pour tous ceux qui passent du temps assis.

Instructions :

1. Asseyez-vous confortablement, le dos droit et les épaules détendues.
2. Abaissez doucement votre oreille droite jusqu'à votre épaule droite.
3. Roulez lentement la tête vers l'avant, permettant à votre menton de s'enfouir dans votre poitrine.
4. Continuez à déplacer votre tête vers la gauche, en rapprochant votre oreille gauche de votre épaule gauche.
5. Inversez la direction et continuez la séquence.

Bénéfices : Cette routine améliore la mobilité du cou, réduit les raideurs et favorise la relaxation.

3. Rouleaux d'épaules

Durée : 1 à 2 minutes

Les rouleaux d'épaule font travailler la ceinture scapulaire, augmentant ainsi la mobilité et réduisant la tension.

Instructions :

1. Asseyez-vous avec le dos droit et les bras détendus à vos côtés.
2. Inspirez profondément en levant vos épaules près de vos oreilles.
3. Expirez en faisant rouler vos épaules vers l'arrière et vers le bas.
4. Répétez 10 à 15 fois, puis faites rouler vos épaules vers l'avant.

Avantages : Cet exercice améliore la flexibilité des épaules, réduit les tensions musculaires et favorise la relaxation.

4. Levées de bras assis

Durée : 1 à 2 minutes

Les bras levés en position assise favorisent la circulation sanguine vers le haut du corps et améliorent la mobilité des épaules.

Instructions :

1. Asseyez-vous bien sur votre chaise, les pieds à plat sur le sol.
2. Inspirez en levant les deux bras vers le haut, en les gardant droits.
3. Expirez en abaissant vos bras sur les côtés.
4. Répétez ce mouvement 10 à 15 fois tout en vous concentrant sur votre respiration.

Avantages : Cette technique d'échauffement aide à améliorer la flexibilité des épaules et la force des bras tout en exerçant les muscles centraux.

5. Torsions du torse

Durée : 1 à 2 minutes

Les torsions du torse favorisent la mobilité de la colonne vertébrale et la flexibilité des muscles centraux.

Instructions :

1. Asseyez-vous droit, les pieds à plat sur le sol et les mains posées sur vos genoux.
2. Inspirez profondément et étirez votre colonne vertébrale.
3. Pendant que vous expirez, tournez lentement votre torse vers la droite, en posant votre main gauche sur votre genou droit pour vous soutenir.
4. Tenez quelques secondes puis revenez au centre.
5. Répétez sur le côté gauche.
6. Faites 5 à 10 tours de chaque côté.

Avantages : Cet exercice améliore la flexibilité de la colonne vertébrale, stimule la digestion et fait travailler les muscles centraux.

6. Rotations du poignet et de la cheville

Durée : 2 à 3 minutes

Les rotations des poignets et des chevilles sont essentielles pour échauffer les articulations et augmenter la mobilité.

Instructions :

1. Pour effectuer des rotations du poignet, étendez un bras devant vous avec la paume pointée vers le bas.

2. Faites pivoter votre poignet dans le sens des aiguilles d'une montre pendant 10 à 15 secondes avant de passer dans le sens inverse des aiguilles d'une montre.
3. Répétez sur le poignet opposé.
4. Soulevez légèrement un pied du sol, puis faites pivoter votre cheville dans le sens des aiguilles d'une montre et dans le sens inverse pendant 10 à 15 secondes. Répétez l'opération pour la cheville opposée.

Avantages : Ces mouvements améliorent la flexibilité des articulations, réduisent la raideur et augmentent la mobilité générale.

7. Courbes latérales assises

Durée : 1 à 2 minutes

Les flexions latérales assises étirent les muscles des côtés du corps, augmentant ainsi la flexibilité et réduisant les tensions.

Instructions :

1. Asseyez-vous droit, les pieds à plat sur le sol et les mains posées contre vos cuisses.
2. Inspirez et levez votre bras droit au-dessus de votre tête.
3. Expirez en vous penchant vers la gauche et ressentez un étirement sur votre côté droit.
4. Tenez quelques secondes puis revenez au centre.

5. Répétez du côté opposé.
6. Faites 5 à 10 répétitions de chaque côté.

Avantages : Cet exercice augmente la flexibilité de la colonne vertébrale et des muscles obliques, ce qui améliore la mobilité globale.

8. Glissières à talons assis

Durée : 1 à 2 minutes

Les glissières de talon engagent les jambes et augmentent les mouvements du bas du corps sans exercer de pression sur les articulations.

Instructions :

1. Asseyez-vous au bord de votre chaise, le dos droit.
2. Étendez une jambe devant vous tout en maintenant le talon au sol.
3. Ramenez doucement votre talon vers votre corps, en pliant votre genou.
4. Répétez l'action 10 à 15 fois sur chaque jambe.

Bénéfices : Ce programme améliore la mobilité des jambes et développe les quadriceps tout en gardant une position assise sécuritaire.

9. Exercices de respiration profonde

Durée : 2 à 3 minutes

La respiration profonde est un élément essentiel de tout programme d'échauffement car elle augmente le flux d'oxygène et favorise la relaxation.

Instructions :

1. Asseyez-vous confortablement, les mains posées sur vos genoux.
2. Inspirez profondément par le nez pour remplir vos poumons et gonfler votre ventre.
3. Retenez votre souffle pendant un moment.
4. Expirez lentement par vos lèvres, laissant votre corps se détendre.
5. Répétez la méthode pendant 5 à 10 respirations.

Bienfaits : La respiration profonde détend le système neurologique, diminue les tensions et prépare le corps à l'exercice.

Les routines d'échauffement en position assise constituent un élément important de la condition physique, en particulier pour les personnes âgées. Ces exercices basiques mais efficaces aident à augmenter la flexibilité et la circulation, et préparent le corps à une activité plus intense. En incluant ces activités d'échauffement assis dans leur routine quotidienne, les personnes âgées peuvent bénéficier des avantages de l'activité physique tout en privilégiant leur sécurité et leur confort. N'oubliez pas d'inciter les participants à écouter leur corps et à modifier l'intensité et la durée des exercices selon les besoins. Avec une pratique constante, ces échauffements peuvent avoir un impact substantiel sur la santé et le bien-être général, encourageant un mode de vie plus actif et plus enrichissant.

Stratégies Respiratoires Pour Se Détendre

La respiration est un élément essentiel de notre vie, mais de nombreuses personnes sous-estiment son importance sur la santé physique et mentale. En période de stress ou d'anxiété, notre respiration devient superficielle et rapide, exacerbant les sentiments d'oppression et de malaise. En revanche, l'utilisation de techniques de respiration spécialisées peut favoriser la relaxation, réduire le stress et améliorer la santé générale. Cette section examinera une variété de techniques de respiration utiles qui peuvent aider les personnes âgées et les personnes de tous âges à se détendre et à se calmer.

Avant d'aborder des techniques spécifiques, il est essentiel de comprendre l'importance de la conscience de la respiration. La conscience de la respiration implique de prendre conscience de vos habitudes respiratoires et de comprendre comment elles sont liées à votre état mental et physique. En devenant plus conscient de votre respiration, vous pouvez reconnaître les points de stress et vous adapter intentionnellement à des schémas respiratoires plus profonds et plus apaisants.

La conscience de la respiration peut être une méthode efficace pour se détendre. *Voici quelques points cruciaux à considérer :*

❖ Être présent et attentif à votre respiration peut vous aider à vous sentir plus ancré sur le moment, réduisant ainsi l'anxiété et la surcharge.

❖ Comprendre comment votre respiration change en réponse à différentes émotions peut vous aider à contrôler vos réactions au stress.

❖ Une respiration profonde et régulière peut activer la réponse de relaxation du corps, qui contrecarre la réaction de combat ou de fuite provoquée par le stress.

Techniques de respiration pour la relaxation

1. Respiration diaphragmatique (respiration abdominale)

La respiration diaphragmatique, souvent appelée respiration abdominale, consiste à aspirer de l'air profondément dans les poumons pour augmenter l'absorption d'oxygène. Cette approche améliore la relaxation en stimulant le système nerveux parasympathique, ce qui détend le corps.

Comment pratiquer :

1. Asseyez-vous ou allongez-vous dans une position confortable.
2. Placez une main sur votre poitrine et l'autre sur votre ventre.

3. Inspirez profondément par le nez, en laissant votre abdomen se soulever tandis que votre poitrine reste relativement immobile.

4. Expirez lentement par vos lèvres en sentant votre abdomen se détendre.

5. Répétez pendant quelques minutes, en vous concentrant sur la montée et la descente de votre abdomen.

2. 4-7-8 Respiration

Le Dr Andrew Weil a développé la technique de respiration 4-7-8, destinée à soulager l'anxiété et à accroître la relaxation. Cette technique consiste à inspirer, retenir et expirer votre souffle pour un décompte précis.

Comment pratiquer :

1. Commencez par vous asseoir ou dormir dans une position confortable.

2. Fermez les yeux et inspirez profondément par le nez en comptant jusqu'à quatre.

3. Retenez votre souffle en comptant jusqu'à sept.

4. Expirez doucement et complètement par la bouche en comptant jusqu'à huit.

5. Répétez ce cycle pendant quatre respirations complètes, en augmentant le nombre de répétitions à mesure que vous vous sentez plus à l'aise.

3. Respiration en boîte (respiration carrée)

La respiration en boîte est une méthode simple mais efficace utilisée par le personnel sportif et militaire pour améliorer la concentration et réduire le stress. Cette technique consiste à respirer, retenir, expirer et retenir la respiration pour un nombre égal, ce qui donne un motif en « boîte ».

Comment pratiquer :

1. Asseyez-vous confortablement, le dos droit.
2. Inspirez profondément par le nez en comptant jusqu'à 4.
3. Retenez votre souffle pendant 4 temps.
4. Expirez lentement par la bouche en comptant jusqu'à quatre.
5. Retenez à nouveau votre souffle en comptant jusqu'à quatre.
6. Répétez ce cycle pendant quelques minutes en vous concentrant sur le rythme de votre respiration.

4. Nadi Shodhana (respiration alternée par les narines)

Nadi Shodhana, ou respiration alternée par les narines, est une méthode yogique permettant d'équilibrer les énergies du corps et de calmer l'esprit. Cette activité peut aider à réduire le stress et à améliorer la clarté mentale.

Comment pratiquer :

1. Asseyez-vous confortablement, la colonne vertébrale droite.

2. Utilisez votre pouce droit pour boucher votre narine droite.
3. Inspirez profondément par la narine gauche.
4. Fermez votre narine gauche avec votre annulaire droit, puis relâchez votre nez droit.
5. Expirez par la narine droite.
6. Inspirez profondément par la narine droite puis fermez-la avec votre pouce.
7. Relâchez votre narine gauche et respirez par elle.
8. Continuez ce schéma pendant plusieurs minutes, en vous concentrant sur les sensations de votre respiration.

5. Visualisation de la respiration

La visualisation ainsi que la respiration peuvent vous aider à vous détendre en activant votre imagination. Cette approche vous permet de visualiser une scène sereine tout en vous concentrant sur votre respiration.

Comment pratiquer :

1. Trouvez une position confortable et fermez les yeux.
2. Pour trouver votre cœur, prenez quelques respirations profondes.
3. Pendant que vous inspirez, imaginez une couleur ou un environnement apaisant (comme une plage ou une forêt paisible).
4. Pendant que vous expirez, imaginez libérer la tension et le stress dans l'atmosphère.

5. Continuez cette procédure pendant quelques minutes, en vous laissant complètement immerger dans la visualisation.

L'utilisation de diverses techniques de respiration procure de multiples bienfaits pour la relaxation et le bien-être général, notamment :

❖ **Réduction du stress et de l'anxiété :** Une respiration lente et profonde active le système nerveux parasympathique, ce qui abaisse les niveaux de cortisol et réduit l'anxiété.

❖ **Concentration et concentration améliorées :** Les méthodes de respiration consciente peuvent améliorer la clarté mentale et la concentration, vous permettant ainsi d'accomplir des tâches plus facilement.

❖ **Meilleure qualité du sommeil :** Inclure des exercices de respiration dans votre routine nocturne vous aidera à vous détendre, ce qui facilitera votre chute et votre sommeil.

❖ **Santé physique améliorée :** La respiration profonde aide à augmenter le flux d'oxygène dans tout le corps, ce qui est bénéfique pour la santé cardiovasculaire et la vigueur globale.

Pour profiter pleinement de ces techniques de respiration, intégrez-les à votre routine quotidienne :

❖ **Pratique le matin :** Commencez chaque journée par quelques minutes de respiration profonde pour donner un ton agréable.

❖ **Utilisation dans des situations stressantes :** Lorsque vous vous sentez dépassé ou stressé, prenez un moment pour pratiquer l'une des techniques de respiration qui vous aideront à reprendre le contrôle.

❖ **Créez une routine de relaxation :** Prévoyez du temps chaque jour pour vous détendre, en combinant des techniques de respiration avec d'autres activités relaxantes comme des étirements légers ou la méditation.

Les exercices de respiration sont un moyen efficace de favoriser la relaxation, de réduire le stress et d'améliorer le bien-être général. En mettant en œuvre ces pratiques dans votre routine quotidienne, vous pouvez développer un sentiment plus fort de calme et de résilience, vous permettant ainsi de négocier plus facilement les problèmes de la vie. Que vous utilisiez la respiration diaphragmatique, la respiration 4-7-8, la respiration en boîte ou une autre technique, l'important est de trouver ce qui fonctionne pour vous et de l'intégrer régulièrement à votre routine de bien-être.

CHAPITRE 4 : EXERCICES SUR CHAISE POUR PERTE DE POIDS

1. Pose assise pliée vers l'avant (Paschimottanasana)

Instructions :

1. Asseyez-vous sur le bord d'une chaise solide, les pieds au niveau du sol, écartés à la largeur des hanches.
2. Inspirez et étendez vos bras vers le haut pour allonger votre colonne vertébrale.
3. Expirez et penchez-vous vers l'avant, en pliant les hanches et en atteignant vos pieds, vos tibias ou vos chevilles.
4. Lorsque vous vous penchez en avant, gardez votre colonne vertébrale longue pour éviter d'arrondir le dos.
5. Maintenez la position pendant quelques respirations, en ressentant l'étirement des ischio-jambiers et du dos.
6. Pour relâcher, revenez progressivement en position verticale.

Avantages :

❖ Augmente la flexibilité en étirant la colonne vertébrale, les ischio-jambiers et les épaules.

❖ Aide à soulager l'anxiété et le stress, améliorant ainsi la santé mentale générale.

❖ Améliore la digestion et soulage les symptômes d'insomnie.

2. Torsion assise

Instructions :

1. Asseyez-vous bien droit sur une chaise, les pieds à plat sur le sol.
2. Inspirez pour étirer votre colonne vertébrale, puis expirez et tournez votre torse vers la droite, avec votre main gauche sur votre genou droit et votre main droite derrière vous sur la chaise.
3. Maintenez la torsion pendant quelques respirations, en approfondissant à chaque expiration.
4. Inspirez pour revenir au centre, puis répétez sur le côté gauche.

Avantages :

❖ Améliore la mobilité et la flexibilité de la colonne vertébrale.

❖ Masse les organes intérieurs, favorisant la digestion.

❖ Aide à réduire les tensions dans le dos et les épaules.

3. Levées de jambes assises

Instructions :

1. Asseyez-vous droit, dos contre la chaise.
2. Étendez votre jambe droite droite devant vous, en la maintenant parallèle au sol.
3. Maintenez la position pendant quelques secondes, activant votre cœur, avant de le redescendre.
4. Répétez 10 à 15 fois, puis transférez sur votre jambe gauche.

Avantages :

❖ Renforce les fléchisseurs de hanche et les quadriceps, améliorant ainsi le tonus musculaire.

❖ Améliore la stabilité et l'équilibre du noyau.

❖ Aide à brûler des calories et favorise la perte de poids.

4. Chat-Vache assis

Instructions :

1. Asseyez-vous droit, les pieds à plat sur le sol et les mains sur les genoux.
2. Inspirez, cambrez le dos et regardez vers le haut (pose de la vache).

3. Expirez, arrondissez votre dos et rentrez votre menton contre votre poitrine (Cat Pose).
4. Continuez à alterner entre ces deux positions pendant 5 à 10 respirations.

Avantages :

❖ Améliore la flexibilité et la posture de la colonne vertébrale.

❖ Libère le stress du dos et du cou.

❖ Favorise la relaxation et la réduction du stress.

5. Guerrier assis 2

Instructions :

1. Asseyez-vous bien droit sur votre chaise, les pieds à plat sur le sol.
2. Étendez votre jambe droite sur le côté tout en la gardant droite, puis pliez votre genou gauche.
3. Levez vos bras parallèlement au sol et regardez le bout de votre doigt droit.
4. Attendez quelques respirations avant de changer de côté.

Avantages :

❖ Augmente la force et la stabilité du bas du corps.

❖ Améliore la concentration et la concentration mentale.

❖ Ouvre les hanches et la poitrine, augmentant la flexibilité générale.

6. Salutation au soleil assis

Instructions :

1. Asseyez-vous bien droit, les mains au centre du cœur.
2. Inspirez en étendant vos bras vers le haut et en étirant votre colonne vertébrale.
3. Expirez et pliez-vous vers l'avant.
4. Inspirez, revenez à la position de départ et répétez la séquence plusieurs fois.

Avantages :

❖ Augmente les niveaux d'énergie dans le corps et l'esprit.

❖ Améliore la flexibilité générale et la circulation.

❖ La respiration aide à favoriser la pleine conscience et la relaxation.

7. Pose du pigeon assis

Instructions :

1. Asseyez-vous bien sur votre chaise avec votre cheville droite sur votre genou gauche.
2. Inspirez pour étirer votre colonne vertébrale, puis expirez en vous penchant doucement en avant, le dos droit.
3. Maintenez la position pendant quelques respirations, en sentant l'étirement de votre hanche.
4. Changez de côté et répétez.

Avantages :

❖ Ouvre les hanches, réduisant les tensions et l'inconfort.

❖ Améliore la flexibilité du bas du corps.

❖ Réduit la tension et l'anxiété.

8. Angle latéral étendu du fauteuil

Instructions :

1. Asseyez-vous sur le bord de votre chaise, les pieds bien au sol.
2. Étendez votre bras droit au-dessus et penchez-vous vers la gauche pour effectuer un étirement latéral.

3. Posez votre main gauche sur votre genou gauche pour vous soutenir.
4. Retenez quelques respirations et ressentez l'étirement de votre corps latéral.
5. Changez de côté et répétez.

Avantages :

❖ Augmente la flexibilité de la colonne vertébrale et des côtés du corps.

❖ Il renforce le tronc et les obliques.

❖ Améliore l'équilibre et la coordination.

CHAPITRE 5 : EXERCICES SUR CHAISE POUR LA FORCE PHYSIQUE

1. Presse pectorale à bandes assises

Instructions :

1. Asseyez-vous droit sur une chaise ferme, les pieds au niveau du sol, le dos droit.
2. Enroulez une bande de résistance sur votre dos et attachez-la au dossier de la chaise.
3. Tenez les poignées de la bande à hauteur d'épaule, les paumes tournées vers l'avant, les coudes pliés à 90 degrés.
4. Expirez et poussez les poignées vers l'avant, en étendant complètement vos bras avec les coudes légèrement pliés.
5. Faites une pause à la fin du mouvement, puis inspirez et revenez à la position de départ avec contrôle.

Avantages :

❖ Améliore la force du haut du corps en renforçant les muscles pectoraux, deltoïdes et triceps.

❖ Améliore la stabilité des épaules et la mobilité fonctionnelle.

❖ Peut améliorer la posture en renforçant les muscles de la poitrine et des épaules.

2. Curls des biceps assis

Instructions :

1. Asseyez-vous sur une chaise avec un haltère dans chaque main, les bras le long du corps, les paumes vers l'avant.
2. Expirez pendant que vous enroulez les poids vers vos épaules, en gardant vos coudes serrés contre votre torse.
3. Pressez vos biceps au sommet du mouvement, puis inspirez pendant que vous ramenez les poids à leur position de départ.

Avantages :

❖ Isole et renforce les biceps, augmentant ainsi la force et le tonus des bras.

❖ Améliore la force de préhension, essentielle pour les activités quotidiennes.

❖ Facilite les mouvements fonctionnels, facilitant ainsi les tâches telles que soulever des objets.

3. Presse à épaules assise

Instructions :

1. Asseyez-vous sur une chaise verticale avec un haltère dans chaque main à hauteur d'épaule, paumes tournées vers l'avant.
2. Expirez tout en appuyant sur les haltères au-dessus de votre tête jusqu'à ce que vos bras soient complètement étirés.
3. Abaissez les poids à hauteur d'épaule tout en respirant, en gardant le contrôle tout au long de l'exercice.

Avantages :

❖ Renforce les muscles des épaules pour une meilleure mobilité et une meilleure force.

❖ Améliore la stabilité de l'articulation de l'épaule et réduit les risques de blessures.

❖ Favorise une bonne posture et la force du haut du corps.

4. Pose de l'aigle assis

Instructions :

1. Asseyez-vous droit sur une chaise, les pieds à plat sur le sol.
2. Étendez vos bras devant vous en les croisant l'un sous l'autre.

3. Pliez vos coudes et rapprochez vos mains en gardant cette position pendant quelques respirations.
4. Relâchez et répétez du côté opposé.

Avantages :

❖ Augmente la flexibilité du haut du corps et l'amplitude des mouvements des épaules.

❖ Détend et diminue les tensions dans le haut du dos.

❖ Améliore la concentration et la concentration grâce à des mouvements conscients.

5. Pose de montagne assise

Instructions :

1. Asseyez-vous bien sur une chaise, les pieds à plat sur le sol, les mains posées sur les genoux.
2. Inspirez profondément en étendant vos bras vers le haut, les paumes face à face.
3. Maintenez la pose pendant quelques respirations, en sentant l'étirement de votre colonne vertébrale.
4. Expirez et abaissez vos bras jusqu'à vos genoux.

Avantages :

❖ Améliore la force centrale et la stabilité posturale.

❖ Améliore la conscience de la respiration et de l'alignement du corps.

❖ Une respiration et des étirements ciblés peuvent aider à réduire l'anxiété.

6. Étirement latéral assis

Instructions :

1. Asseyez-vous bien sur une chaise, les pieds à plat sur le sol.
2. Levez votre bras droit au-dessus de votre tête et penchez-vous vers la gauche jusqu'à ce que vous sentiez un étirement sur votre côté droit.
3. Retenez quelques respirations avant de revenir au centre et de répéter du côté opposé.

Avantages :

❖ Augmente la flexibilité de la colonne vertébrale et du torse.

❖ Aide à soulager les tensions sur les côtés et dans le bas du dos.

❖ Améliore les schémas respiratoires en élargissant la poitrine et la cage thoracique.

7. Squats sur chaise modifiés

Instructions :

1. Asseyez-vous sur le bord d'une chaise solide, les pieds écartés à la largeur des hanches et à plat sur le sol.
2. Penchez-vous légèrement en avant et levez-vous de votre chaise en utilisant les muscles de votre tronc et de vos jambes.
3. Abaissez-vous soigneusement sur la chaise.

Avantages :

❖ Améliore la force du bas du corps, en particulier des quadriceps, des ischio-jambiers et des fessiers.

❖ Augmente la mobilité fonctionnelle, facilitant ainsi la position debout en position assise.

❖ Favorise l'équilibre et la stabilité.

8. Robinets d'orteils assis

Instructions :

1. Asseyez-vous sur une chaise avec les pieds à plat sur le sol.
2. Soulevez votre pied droit et tapez vos orteils contre le sol devant vous avant de revenir à la position de départ.
3. Répétez avec votre pied gauche, en alternant les côtés.

Avantages :

❖ Renforce le bas des jambes et augmente la flexibilité de la cheville.

❖ Améliore la coordination et l'équilibre avec des mouvements contrôlés.

❖ Renforce les muscles du bas des jambes, nécessaires aux tâches quotidiennes comme la marche.

CHAPITRE 6 : EXERCICES SUR CHAISE POUR AMÉLIORER LA POSTURE

1. Pose du chameau assis

Instructions :

1. Asseyez-vous bien sur le bord d'une chaise solide, les pieds au niveau du sol, à la largeur des épaules.
2. Inspirez profondément en soulevant votre poitrine et en reculant vos épaules.
3. Expirez en cambrant doucement votre dos et en attrapant vos talons ou la chaise derrière vous avec vos mains.
4. Gardez votre cou flexible et évitez d'étendre votre tête trop en arrière.
5. Tenez pendant 15 à 30 secondes tout en inspirant profondément.

Avantages :

❖ Étire le devant du corps et améliore la flexibilité de la colonne vertébrale.

❖ Renforce les muscles du dos et améliore la posture.

❖ Augmente la capacité pulmonaire et améliore la fonction respiratoire.

2. Pose de bébé heureux assis

Instructions :

1. Asseyez-vous sur le bord d'une chaise, les pieds à plat sur le sol.
2. Pliez vos genoux et soulevez vos pieds du sol tout en tenant vos genoux avec vos mains.
3. Tirez doucement vos genoux vers vos aisselles, en gardant le dos droit.
4. Maintenez la position pendant 15 à 30 secondes en inspirant profondément.

Avantages :

❖ Réduit la tension dans le bas du dos et améliore la mobilité des hanches.

❖ Améliore la flexibilité au niveau de l'aine et des hanches.

❖ Favorise la relaxation et diminue les tensions.

3. Pose du triangle étendu

1. Asseyez-vous avec les jambes bien écartées et les pieds fléchis.
2. Inspirez, levez les bras et expirez en vous penchant vers une jambe, la main sur la cuisse ou le pied.
3. Étendez l'autre bras vers le haut tout en gardant votre torse ouvert.
4. Maintenez la position pendant 15 à 30 secondes, puis changez de côté.

Avantages :

❖ Améliore l'équilibre et la coordination.

❖ Renforce les jambes tout en étirant les côtés du corps.

❖ Augmente la flexibilité et minimise la tension de la colonne vertébrale.

4. Demi-Seigneur des Poissons assis

1. Asseyez-vous bien sur votre chaise, les pieds à plat sur le sol.
2. Placez une main derrière vous et l'autre à l'extérieur du genou opposé.
3. Inspirez pour étirer votre colonne vertébrale, puis expirez en vous tournant progressivement vers le dossier de la chaise.
4. Maintenez la position pendant 15 à 30 secondes, puis changez de côté.

Avantages :

❖ Améliore la mobilité et la flexibilité de la colonne vertébrale.

❖ Masse les organes intérieurs pour améliorer la digestion.

❖ Réduit la raideur du dos et des épaules.

5. Chaise Spinal Twist

Instructions :

1. Asseyez-vous bien droit sur la chaise, les pieds à plat sur le sol.
2. Inspirez pour étirer votre colonne vertébrale, puis expirez et tournez votre torse d'un côté, en utilisant le dossier comme support.
3. Maintenez la position pendant 15 à 30 secondes, puis changez de côté.

Avantages :

❖ Améliore la flexibilité et la mobilité de la colonne vertébrale.

❖ Réduit l'inconfort du bas du dos en favorisant un bon alignement.

❖ Un massage doux du ventre aide à améliorer la digestion.

6. Guerrier inversé assis

Instructions :

1. Asseyez-vous sur le bord d'une chaise avec les pieds largement étendus.
2. Inspirez et étendez un bras au-dessus de votre tête, en vous penchant vers la jambe opposée.
3. Maintenez la position pendant 15 à 30 secondes, le corps étendu et le cou détendu.
4. Changez de côté et répétez.

Avantages :

❖ Améliore la force des jambes et la flexibilité latérale du corps.

❖ Améliore l'équilibre général et la coordination.

❖ Augmente la capacité pulmonaire grâce à une respiration profonde et consciente.

7. Ouvre-coffre assis

Instructions :

1. Asseyez-vous au bord de la chaise, les pieds à plat sur le sol.
2. Inspirez en levant les bras sur les côtés, puis joignez les mains derrière le dos.

3. Expirez et rapprochez doucement vos omoplates, en élevant votre poitrine.
4. Tenez pendant 15 à 30 secondes tout en inspirant profondément.

Avantages :

❖ Ouvre la poitrine et améliore la posture.

❖ Libère les tensions dans les épaules et le haut du dos.

❖ Améliore la respiration en étendant la région de la poitrine.

8. Assis en inclinaison alternée élevée

Instructions :

1. Asseyez-vous sur le bord de la chaise, les pieds au sol.
2. Inspirez en étirant les deux bras vers le haut et expirez en vous penchant légèrement d'un côté.
3. Maintenez la position pendant 15 à 30 secondes avant de revenir au centre et de changer de côté.

Avantages :

❖ Améliore la flexibilité latérale et étire les côtés du torse.

❖ Favorise une bonne posture en allongeant la colonne vertébrale.

❖ Augmente le flux sanguin dans tout le corps.

CHAPITRE 7 : EXERCICES SUR CHAISE POUR LA FLEXIBILITÉ, LA MOBILITÉ ET L'ÉQUILIBRE

1. La pose du roi Arthur

Instructions :

1. Asseyez-vous bien sur votre chaise, les pieds à plat sur le sol.
2. Étendez une jambe tendue devant, avec le talon au sol.
3. Inclinez-vous lentement vers l'avant à partir des hanches, en atteignant votre pied étendu avec un dos plat.
4. Maintenez l'étirement pendant 20 à 30 secondes, puis changez de côté.

Avantages :

❖ Améliore la flexibilité des ischio-jambiers.

❖ Renforce le bas du dos.

❖ Améliore la posture et soulage les tensions musculaires des jambes.

2. Pose de l'arbre assis

Instructions :

1. Asseyez-vous droit sur votre chaise, les pieds à plat sur le sol.
2. Soulevez votre pied droit et posez la semelle contre l'intérieur de la cuisse ou du mollet gauche.
3. Levez les bras vers le haut, paumes jointes.
4. Tenez pendant 20 à 30 secondes, puis changez de jambe.

Avantages :

❖ Améliore l'équilibre et la coordination.

❖ Il renforce les muscles du tronc et des jambes.

❖ Améliore la concentration et la conscience corporelle.

3. Pose d'angle lié assis

Instructions :

1. Asseyez-vous au bord de la chaise, le dos droit.
2. Rapprochez la plante de vos pieds et abaissez lentement vos genoux sur les côtés.
3. Tenez vos pieds avec vos mains tout en conservant une colonne vertébrale longue.
4. Maintenez la position pendant 30 secondes à une minute.

Avantages :

❖ Étire les hanches, l'intérieur des cuisses et l'aine.

❖ Améliore la flexibilité de la hanche.

❖ Améliore la circulation dans le bas du corps.

4. Pose d'angle latéral étendu

Instructions :

1. Asseyez-vous droit, les pieds écartés et les orteils pointés vers l'avant.
2. Levez votre bras droit vers le plafond et posez votre coude gauche sur votre cuisse gauche.
3. Étirez-vous sur le côté tout en gardant la poitrine ouverte.
4. Maintenez la position pendant 20 à 30 secondes, puis changez de côté.

Avantages :

❖ Renforce les obliques et les jambes.

❖ Augmente la flexibilité de la hanche et de la colonne vertébrale.

❖ Améliore l'équilibre et la stabilité.

5. Pose du sage 3 assis

Instructions :

1. Asseyez-vous bien sur votre chaise et étendez une jambe droite devant.
2. Maintenez une colonne vertébrale longue en tendant vos mains vers le pied de votre jambe tendue.
3. Tenez pendant 30 secondes, puis changez de côté.

Avantages :

❖ Augmente la longueur des ischio-jambiers et du bas du dos.

❖ Augmente la flexibilité de la colonne vertébrale.

❖ Améliore la posture et soulage les raideurs.

6. Pliage vers l'avant assis avec jambes larges

Instructions :

1. Asseyez-vous au bord de la chaise, les pieds écartés.
2. Inspirez pour étirer votre colonne vertébrale, puis expirez et penchez-vous en avant à partir de vos hanches.
3. Posez vos mains sur le sol ou sur vos cuisses tout en gardant le dos plat.
4. Tenez pendant 30 à 60 secondes.

Avantages :

❖ Étire l'intérieur des cuisses et le bas du dos.

❖ Améliore la mobilité de la hanche.

❖ Favorise la relaxation en réduisant les tensions dans le bas du corps.

7. Pose assise du genou à la poitrine

Instructions :

1. Asseyez-vous bien sur votre chaise, les pieds à plat sur le sol.
2. Amenez un genou contre votre poitrine et tenez-le avec les deux mains.
3. Rapprochez doucement votre genou tout en gardant le dos droit.
4. Tenez pendant 20 à 30 secondes, puis changez de jambe.

Avantages :

❖ Étire les fléchisseurs du bas du dos et de la hanche.

❖ Améliore la mobilité de la hanche.

❖ Libère le stress dans le bas de la colonne vertébrale.

8. Torsions du ventre assis

Instructions :

1. Asseyez-vous droit, les pieds à plat sur le sol.
2. Tournez votre torse vers la droite tout en vous tenant au côté de la chaise avec vos mains.
3. Gardez votre colonne vertébrale droite pendant que vous approfondissez la torsion à chaque expiration.
4. Maintenez la position pendant 20 à 30 secondes, puis changez de côté.

Avantages :

❖ Améliore la flexibilité de la colonne vertébrale.

❖ Améliore la digestion et diminue les ballonnements.

❖ Renforce les muscles centraux.

CHAPITRE 8 : EXERCICES SUR CHAISE POUR LA SANTÉ CARDIAQUE

1. Assis penché en avant

Instructions :

1. Asseyez-vous droit sur une chaise et placez vos pieds à plat sur le sol.
2. Inspirez, puis levez les bras vers le haut.
3. Expirez en vous penchant en avant au niveau des hanches, en abaissant vos mains au sol ou en les posant sur vos jambes.
4. Retenez quelques respirations, permettant à votre dos de s'étendre et à votre tête de pendre bas.
5. Inspirez pour revenir en position verticale.

Avantages :

❖ Augmente la flexibilité de la colonne vertébrale et des ischio-jambiers.

❖ Améliore la circulation sanguine dans tout le corps.

❖ Réduit le stress et favorise la relaxation.

2. Pose pied-siège

Instructions :

1. Asseyez-vous sur une chaise ferme avec un dossier droit et des pieds plats.
2. Soulevez votre pied droit et posez-le sur votre cuisse gauche.
3. Gardez le dos droit et appuyez doucement sur votre genou droit pour approfondir l'étirement.
4. Retenez quelques respirations, puis échangez les jambes.

Avantages :

❖ Améliore la flexibilité des hanches et des cuisses.

❖ Augmente le flux sanguin vers les jambes, ce qui peut aider à réduire la raideur.

❖ Améliore la posture en ouvrant les hanches.

3. Pose du palmier

Instructions :

1. Asseyez-vous bien sur une chaise, les pieds à plat sur le sol.
2. Inspirez et levez vos bras vers le haut, en croisant vos doigts.
3. Atteignez le plafond en allongeant votre colonne vertébrale.
4. Retenez quelques respirations, puis baissez les bras.

Avantages :

❖ Améliore la force et la flexibilité du haut du corps.

❖ Favorise la respiration profonde, ce qui améliore la santé cardiaque.

❖ Augmente la concentration et l'équilibre, ce qui entraîne une plus grande stabilité.

4. Pose triangulaire

1. Asseyez-vous sur une chaise avec votre jambe droite étendue sur le côté et votre pied à plat sur le sol.
2. Levez votre bras gauche vers le haut et passez votre jambe droite pour sentir un étirement sur votre côté.
3. Attendez quelques respirations, puis changez de côté.

Avantages :

❖ Améliore la flexibilité des côtés du corps et la force du tronc.

❖ Augmente la flexibilité des jambes et des hanches, améliorant ainsi la mobilité.

❖ Favorise la respiration profonde, ce qui peut réduire la tension artérielle.

5. Étirements des jambes assises

Instructions :

1. Asseyez-vous au bord de votre chaise, les pieds à plat sur le sol.
2. Étendez votre jambe droite droit devant vous, en fléchissant votre pied.
3. Maintenez la position pendant quelques secondes pour sentir l'étirement de votre mollet et de vos ischio-jambiers.
4. Abaissez votre jambe, puis passez à votre jambe gauche.

Avantages :

❖ Augmente la flexibilité des ischio-jambiers et des mollets.

❖ Augmente la circulation dans les jambes, ce qui est bénéfique pour la santé cardiaque.

❖ Aide à soulager les tensions musculaires.

6. Étirements des mollets

Instructions :

1. Asseyez-vous le dos droit et les pieds à plat sur le sol.
2. Étendez une jambe vers l'avant, le talon au sol, les orteils pointés vers le haut.

3. Penchez-vous légèrement en avant pour sentir l'étirement de votre mollet.

4. Retenez quelques respirations, puis échangez les jambes.

Avantages :

❖ Améliore la flexibilité et la mobilité des veaux.

❖ Favorise la circulation, nécessaire à la santé cardiaque.

❖ Il aide à réduire les crampes et les raideurs dans le bas des jambes.

7. Squat sur chaise

Instructions :

1. Asseyez-vous au bord de la chaise, les pieds écartés à la largeur des hanches.

2. Penchez-vous légèrement en avant et levez-vous de la chaise avec vos jambes, en gardant le dos droit.

3. Pour vous asseoir sans utiliser vos mains, abaissez soigneusement le dos.

4. Répétez plusieurs fois.

Avantages :

❖ Augmente la force et l'équilibre des jambes.

❖ Améliore la santé cardiaque en augmentant l'activité physique.

❖ Favorise une plus grande coordination et stabilité.

8. Pose assise du genou à la poitrine

Instructions :

1. Asseyez-vous droit sur votre chaise, les pieds au niveau du sol.
2. Amenez un genou vers votre poitrine et tenez-le avec les deux mains.
3. Attendez quelques respirations avant de le redescendre et de changer de jambe.

Avantages :

❖ Soulage les raideurs dans le bas du dos et les hanches.

❖ Améliore la circulation dans le bas du corps.

❖ Favorise la relaxation et diminue les tensions.

CHAPITRE 9 : EXERCICES SUR CHAISE POUR LES UTILISATEURS DE FAUTEUIL ROULANT

1. Extensions de poitrine assises

Instructions :

1. Asseyez-vous bien droit dans votre fauteuil roulant, le dos droit.
2. Tenez une bande de résistance ou gardez vos bras tendus devant vous, à hauteur d'épaule.
3. Tirez lentement vos bras vers l'extérieur, en étirant la bande ou en écartant vos bras sur les côtés avec les coudes légèrement pliés.
4. Serrez vos omoplates ensemble tout en élargissant votre poitrine.
5. Maintenez la position quelques secondes avant de revenir à la position de départ.
6. Répétez 10 à 15 fois.

Avantages :

❖ Améliore la force et la flexibilité du haut du corps.

❖ Améliore la posture et l'alignement de la colonne vertébrale en activant les muscles du haut du dos et de la poitrine.

❖ Améliore la capacité pulmonaire et l'efficacité respiratoire.

2. Étirements des bras latéraux assis

Instructions :

1. Asseyez-vous droit dans votre fauteuil roulant, les pieds à plat sur le sol ou sur les repose-pieds.
2. Levez un bras au-dessus de votre tête et étirez-vous du côté opposé.
3. Maintenez l'étirement pendant 15 à 30 secondes tout en sentant l'étirement sur votre côté.
4. Revenez à la position de départ et répétez du côté opposé.
5. Répétez 5 à 10 fois en alternant les côtés.

Avantages :

❖ Améliore la flexibilité latérale et la mobilité du torse.

❖ Aide à réduire les tensions dans les épaules et le cou.

❖ Encourage la respiration profonde pour favoriser la relaxation et la clarté mentale.

3. Étirements de plongée assis

Instructions :

1. Asseyez-vous bien droit dans votre fauteuil roulant, les pieds à plat sur le sol.
2. Penchez-vous en avant et étendez vos bras au-dessus de votre tête, en essayant d'atteindre vos orteils ou aussi loin que vous vous sentez à l'aise.
3. Maintenez la position quelques secondes en respirant profondément.
4. Revenez progressivement à la position verticale.
5. Répétez 5 à 10 fois.

Avantages :

❖ Étire le bas du dos, les ischio-jambiers et les épaules.

❖ Améliore la flexibilité générale et l'amplitude des mouvements.

❖ Contrôle les mouvements, favorise la relaxation et le soulagement du stress.

4. Cercles de bras surélevés assis

Instructions :

1. Asseyez-vous bien droit dans votre fauteuil roulant, les pieds à plat sur le sol.
2. Étendez vos bras sur les côtés, à hauteur d'épaule.
3. Commencez par dessiner de petits cercles avec vos bras, en augmentant progressivement la taille des cercles.
4. Faites 10 cercles dans un sens, puis passez dans l'autre sens.
5. Assurez-vous que votre cœur est engagé pendant l'action.

Avantages :

❖ Améliore la mobilité et la stabilité des épaules.

❖ Améliore la circulation vers les bras et le haut du corps.

❖ Aide à réduire la raideur et le stress dans les articulations des épaules.

5. Poinçons assis au-dessus de la tête

Instructions :

1. Asseyez-vous droit, les pieds fermement sur le sol.
2. Levez votre bras droit au-dessus de votre tête, comme si vous frappiez vers le haut.

3. Revenez à la position de départ, puis répétez avec le bras gauche.

4. Répétez 10 à 15 fois par bras, en alternant entre eux.

Avantages :

❖ Renforce les épaules, les bras et le haut de la poitrine.

❖ Améliore la coordination et le rythme.

❖ Améliore la santé cardiovasculaire en augmentant la fréquence cardiaque pendant l'exercice.

6. Étirements des hanches assis

Instructions :

1. Asseyez-vous bien droit dans votre fauteuil roulant, le dos droit.

2. Mettez une cheville sur l'autre genou.

3. Appuyez doucement sur le genou levé pour augmenter l'étirement.

4. Maintenez l'étirement pendant 15 à 30 secondes avant de changer de jambe.

5. Répétez 5 à 10 étirements de chaque côté.

Avantages :

❖ Améliore la flexibilité de la hanche.

❖ Il soulage le stress et les douleurs dans le bas du corps.

❖ Améliore le flux sanguin vers les membres inférieurs.

7. Étirements des jambes assises

Instructions :

1. Asseyez-vous droit, le dos droit et les pieds au niveau du sol.
2. Étendez une jambe droite devant vous, en la maintenant parallèle au sol.
3. Maintenez la position pendant quelques secondes avant de redescendre votre jambe.
4. Répétez l'opération pour la jambe opposée.
5. Faites 5 à 10 répétitions par jambe.

Avantages :

❖ Améliore la force et la mobilité des jambes.

❖ Étire les ischio-jambiers et les mollets.

❖ Améliore la coordination et la stabilité du bas du corps.

8. Torsion assise

Instructions :

1. Asseyez-vous bien droit dans votre fauteuil roulant, les pieds à plat.
2. Avec votre main droite sur le dossier du fauteuil roulant, faites pivoter votre torse vers la droite.
3. Maintenez la position pendant 15 à 30 secondes tout en sentant l'étirement dans votre dos.
4. Revenez au centre, puis répétez sur le côté gauche.
5. Répétez 5 à 10 fois en alternant les côtés.

Avantages :

❖ Améliore la flexibilité et la mobilité de la colonne vertébrale.

❖ Libère le stress du dos et des épaules.

❖ Améliore la stabilité et la force du noyau.

CHAPITRE 10 : RESTER MOTIVÉ ET SURMONTER LES DÉFIS

Obstacles Courants À L'exercice Et Comment Les Surmonter

L'exercice procure plusieurs avantages physiques, mentaux et émotionnels, en particulier pour les personnes âgées qui souhaitent maintenir ou améliorer leur santé. Malgré les bienfaits démontrés, de nombreuses personnes âgées se heurtent à des obstacles majeurs à l'activité physique régulière. Reconnaître et surmonter ces défis est essentiel pour rester actif et mener une vie plus saine et plus indépendante. Ci-dessous, nous examinons quelques obstacles typiques à la condition physique des personnes âgées et proposons des solutions pratiques pour les surmonter.

1. Limites physiques

À mesure que les gens vieillissent, ils développent fréquemment des restrictions physiques telles que des douleurs articulaires, de l'arthrite ou une mobilité réduite. Ces difficultés peuvent donner l'impression que les types d'exercices traditionnels sont intimidants, provoquant la peur de dommages ou d'inconfort. Pour les personnes âgées qui sont déjà aux prises avec des maladies chroniques, la perspective de commencer une routine d'exercice peut être écrasante.

Comment surmonter les limitations physiques

❖ **Commencez par des exercices à faible impact :** Les personnes âgées peuvent bénéficier d'activités à faible impact, notamment des exercices sur chaise, de la natation et de la marche. Ces exercices sollicitent moins les articulations tout en augmentant la force et la flexibilité. Les exercices sur chaise, par exemple, permettent aux personnes de se concentrer sur plusieurs groupes musculaires tout en restant assis, réduisant ainsi le risque de blessure.

❖ **Modifiez les entraînements en fonction de vos capacités :** De nombreux entraînements peuvent être adaptés à certaines contraintes physiques. Des exercices tels que des squats ou des fentes, par exemple, peuvent être effectués avec une chaise comme support, réduisant ainsi l'intensité tout en conservant les bénéfices. Des exercices doux d'amplitude de mouvement peuvent aider à soulager la raideur et à améliorer les mouvements chez les patients atteints d'arthrite sévère.

❖ **Consultez un professionnel de la santé :** Avant de commencer tout nouveau programme de remise en forme, les personnes âgées devraient consulter leur professionnel de la santé ou leur physiothérapeute pour déterminer quels exercices sont appropriés à leur situation médicale.

2. Peur des blessures ou des chutes

La peur des blessures, en particulier des chutes, est une préoccupation majeure chez les personnes âgées. Les personnes qui ont peur de tomber peuvent éviter les activités qui nécessitent un équilibre ou une coordination, comme marcher sur des surfaces inégales, faire des exercices debout ou mettre du poids. Cette crainte conduit fréquemment à l'inactivité, ce qui peut nuire à la santé physique et augmenter le risque de chutes causées par un affaiblissement musculaire.

Comment gérer la peur des blessures :

❖ **Focus sur l'équilibre et l'entraînement en force :** Inclure des exercices d'équilibre et de force dans votre programme d'entraînement réduira considérablement le risque de chute. Les exercices sur chaise sont très bénéfiques pour les seniors soucieux de leur équilibre. Des exercices tels que les marches assises et les levées de jambes assises servent à renforcer les jambes et le tronc, ce qui améliore la stabilité.

❖ **Utiliser l'assistance :** Lorsqu'elles font de l'exercice, les personnes âgées peuvent utiliser des aides telles que des chaises, des rampes ou même des bandes de résistance pour les aider à maintenir l'équilibre et à éviter les chutes. Par exemple, une chaise peut être utilisée pour offrir de la stabilité aux entraînements debout.

❖ **Gagnez en confiance progressivement :** Il est essentiel de commencer lentement et d'augmenter progressivement votre confiance. Commencez par des exercices simples de faible intensité et augmentez progressivement le défi à mesure que votre force et votre équilibre s'améliorent. Cette méthode progressive permet aux personnes âgées de se sentir plus en sécurité et de moins craindre les dommages à mesure qu'elles améliorent leurs compétences.

3. Manque de motivation

De nombreuses personnes ont du mal à rester motivées pour faire de l'exercice. Les seniors peuvent être démotivés en raison d'échecs passés, d'un manque de résultats immédiats ou d'un sentiment d'épuisement. Sans plan planifié ni soutien externe, il est simple de devenir inactif.

Comment gérer le manque de motivation :

❖ Avoir des objectifs petits et réalistes est essentiel pour rester motivé. Des objectifs comme « marcher 10 minutes par jour » ou « effectuer trois exercices sur chaise chaque semaine » sont réalisables et contribuent à un sentiment de réussite. Au fur et à mesure que des progrès sont accomplis, ces objectifs pourraient être modifiés pour conserver le sentiment de défi et de croissance.

❖ La cohérence est essentielle pour rester motivé. Un programme d'exercice régulier, par exemple en fixant des jours et des heures précis pour faire de l'exercice, peut aider les personnes âgées à intégrer l'exercice dans leur vie quotidienne. Cela diminue le travail mental requis pour commencer une séance, ce qui simplifie le maintien de l'élan.

❖ Faire de l'exercice avec un ami, un membre de la famille ou dans un environnement de groupe peut améliorer l'expérience et promouvoir la responsabilité. L'implication sociale est un puissant facteur de motivation, et partager votre aventure d'entraînement avec d'autres peut vous aider à respecter un plan de remise en forme. De nombreuses villes proposent des cours d'exercices adaptés aux seniors, en personne ou en ligne, qui allient santé et interaction sociale.

4. Accès limité aux installations et équipements d'exercice

Tout le monde n'a pas accès aux salles de sport, aux piscines ou aux équipements de fitness spécialisés. Ce manque de disponibilité peut dissuader les personnes âgées de commencer ou de maintenir un programme de conditionnement physique, surtout si elles estiment avoir besoin de certains équipements pour faire de l'exercice.

Comment gérer un accès limité :

❖ **Exercice à la maison :** De nombreux excellents entraînements peuvent être effectués dans le confort de votre foyer, en utilisant peu ou pas d'équipement. Les entraînements sur chaise, les exercices avec poids corporel et les routines d'étirement sont tous de bons exemples d'activités qui nécessitent peu d'espace et d'équipement. Une chaise solide et des bandes de résistance sont suffisamment fréquentes pour exécuter une large gamme d'exercices de renforcement et de mobilité.

❖ **Utilisez les ressources en ligne :** Il existe de nombreuses plateformes en ligne qui proposent des programmes d'entraînement gratuits ou à faible coût destinés aux personnes âgées. Ceux-ci peuvent être accessibles depuis un ordinateur, une tablette ou un smartphone, permettant aux seniors de réaliser des entraînements supervisés à la maison. Recherchez des programmes conçus expressément pour les personnes âgées, avec des modifications pour s'adapter à différentes capacités.

❖ **Explorez les ressources communautaires :** De nombreux centres communautaires locaux, centres pour personnes âgées et installations de loisirs proposent des programmes d'exercices à faible coût ou gratuits pour les personnes âgées. Ces programmes impliquent souvent des cours de groupe, des groupes de natation ou de marche, qui offrent un cadre structuré pour rester actif.

5. Fatigue et manque d'énergie

La fatigue est un problème répandu chez les personnes âgées, en particulier celles qui souffrent de maladies chroniques comme les maladies cardiaques ou le diabète. Ce manque d'énergie peut rendre la perspective de faire de l'exercice laborieuse ou accablante. Cependant, il a été démontré qu'une activité physique constante améliore les niveaux d'énergie au fil du temps, ce qui en fait un élément essentiel de la gestion de la fatigue.

Comment traiter la fatigue :

❖ **Commencez lentement et écoutez votre corps :** Pour les seniors confrontés à la lassitude, il est essentiel de commencer par des séances d'activités courtes et raisonnables. Commencez par seulement 5 à 10 minutes de mouvements légers, comme des exercices assis ou une marche lente, et augmentez progressivement à mesure que votre niveau d'énergie s'améliore.

❖ **Intégrer des jours de récupération :** Si la cohérence est essentielle, il est également essentiel de permettre une récupération suffisante entre les séances d'entraînement. Les jours de repos permettent au corps de récupérer et de se recharger, ce qui aide les personnes âgées à gérer la fatigue tout en restant actives.

❖ **Faites de l'exercice à votre meilleur moment :** Certaines personnes se sentent plus énergiques à des moments précis de la journée. Les personnes âgées devraient faire de l'exercice lorsqu'elles ont le plus d'énergie, que ce soit le matin, l'après-midi ou le soir. Cela pourrait rendre l'entraînement moins fatiguant et plus agréable.

6. Problèmes de santé chroniques

Les troubles de santé chroniques tels que le diabète, les maladies cardiaques ou les problèmes pulmonaires peuvent rendre l'exercice difficile ou dangereux. Les personnes âgées peuvent ne pas savoir quels types d'activités physiques sont sans danger pour leur condition, ce qui conduit à un manque total d'exercice.

Comment traiter les problèmes de santé chroniques :

❖ **Travailler avec un prestataire de soins de santé :** Avant de commencer tout programme d'exercice, il est essentiel de consulter un médecin, en particulier pour les personnes âgées atteintes de maladies chroniques. Un expert en soins de santé peut proposer des activités spécifiques, à la fois sécuritaires et utiles, en tenant compte des éventuelles limites ou menaces pour la santé de la personne.

❖ **Concentrez-vous sur une activité douce et cohérente :** Même pour les personnes âgées atteintes de maladies chroniques, une activité physique fréquente est essentielle à la gestion des symptômes et à la santé globale. Les entraînements de faible intensité tels que le yoga sur chaise, la marche ou les étirements peuvent contribuer à améliorer la santé cardiovasculaire, la force et la flexibilité sans exercer de stress excessif sur le corps.

S'attaquer à ces obstacles fréquents peut aider les personnes âgées à intégrer l'exercice régulier dans leur vie, améliorant ainsi leur santé, leur mobilité et leur qualité de vie. Surmonter ces défis, que ce soit par des changements, un soutien social ou des routines individualisées, peut conduire à une existence plus active et plus significative.

Conseils Pour Maintenir La Motivation Et La Responsabilité

Rester motivé et responsable dans un plan de remise en forme peut parfois être difficile, en particulier pour les personnes âgées qui participent à des exercices sur chaise. Les défis de la vie, les problèmes de santé ou simplement le manque d'énergie peuvent tous rendre difficile le maintien d'une activité physique. Cependant, avec un état d'esprit et des tactiques appropriés, rester sur la bonne voie pour atteindre vos objectifs de mise en forme est à la fois réalisable et satisfaisant. Examinons quelques moyens pratiques d'aider les aînés à rester motivés et responsables dans leur travail vers une meilleure santé en utilisant des exercices sur chaise.

1. Fixez-vous des objectifs clairs et réalistes

Fixer des objectifs spécifiques et réalisables est l'une des méthodes les plus efficaces pour maintenir la motivation. Fixer des objectifs clairs pour votre parcours de remise en forme vous donne un sentiment d'orientation et d'objectif. Ces objectifs doivent être réalisables et adaptés à votre niveau de forme physique. Par exemple, si vous débutez avec les exercices sur chaise, fixez-vous un objectif de 15 minutes d'activité trois fois par semaine. Au fur et à mesure de votre progression, augmentez progressivement la durée ou l'intensité.

Il est essentiel d'éviter de fixer des objectifs trop ambitieux, qui pourraient entraîner du mécontentement ou des préjudices. Décomposez les grandes ambitions en critères plus petits et plus réalisables. Chaque fois que vous atteignez l'un de ces jalons, vous ressentez un sentiment de réussite et d'inspiration pour continuer.

2. Suivez vos progrès

Le suivi de votre réussite est essentiel pour vous tenir responsable. Lorsque vous voyez les effets de vos efforts, vous ressentez un sentiment d'accomplissement et vous êtes motivé à continuer. Tenir un journal de remise en forme est un excellent moyen d'enregistrer vos séances d'entraînement, d'enregistrer les exercices que vous avez effectués, ce que vous avez ressenti pendant la séance et tout gain de force, de flexibilité ou d'endurance.

De plus, certaines personnes âgées trouvent les trackers de fitness numériques utiles. Ces appareils peuvent suivre votre activité, les calories dépensées et même votre fréquence cardiaque pendant l'exercice. Que vous utilisiez un cahier traditionnel ou une technique technologique, documenter votre évolution peut vous tenir au courant de vos progrès, ce qui peut être une puissante motivation.

3. Créez une routine

Établir un programme de remise en forme cohérent est essentiel pour développer des habitudes à long terme. La routine réduit le besoin de prendre des décisions quotidiennes quant à l'opportunité de faire de l'exercice ou non, car cela est déjà prévu dans votre emploi du temps. C'est une bonne idée de planifier vos séances d'entraînement sur chaise à des jours et à des heures fixes et de vous y tenir comme n'importe quel autre rendez-vous.

Par exemple, les lundis, mercredis et vendredis, vous pouvez organiser vos séances d'entraînement immédiatement après le petit-déjeuner. Un emploi du temps peut ajouter un sentiment de normalité et de structure à votre semaine, ce qui facilite le respect, même les jours où la motivation est faible. Au fil du temps, la cohérence permettra à votre programme d'entraînement de devenir une partie normale de votre vie quotidienne.

4. Rendez-le amusant

L'exercice ne doit pas nécessairement être une corvée. Une approche pour rester motivé est de rendre votre programme d'entraînement sur chaise amusant. Vous pouvez y parvenir en combinant des activités que vous aimez ou en effectuant des ajustements mineurs pour que les choses restent passionnantes. Par exemple, lorsque vous faites de l'exercice, écoutez votre musique ou votre livre audio préféré. La musique a un effet profond sur l'humeur et les niveaux d'énergie, vous faisant vous sentir plus impliqué et plus excité par votre entraînement.

Vous pouvez également essayer de faire de l'exercice dans un nouveau cadre. Si possible, effectuez vos exercices sur chaise à l'extérieur par une journée ensoleillée. L'air frais et un changement d'environnement peuvent vous aider à rester motivé et à apprécier davantage l'expérience. Trouver des méthodes pour inclure le plaisir et l'excitation dans votre programme d'entraînement pourrait faire toute la différence pour rester motivé à long terme.

5. Recherchez le soutien de la famille et des amis

Rester responsable peut être beaucoup plus facile avec l'aide des autres. Impliquer des membres de votre famille, des amis ou même un partenaire d'entraînement peut vous aider à rester motivé et encouragé les jours où vous n'avez pas envie de faire de l'exercice. Vous pouvez inviter un ami ou un membre de votre famille à participer à vos exercices sur chaise, en personne ou numériquement via un appel vidéo. Faire de l'exercice avec d'autres peut transformer votre entraînement en une affaire sociale, le rendant plus agréable et moins comme un effort unique.

Partager vos objectifs de santé avec un proche peut également vous aider à rester responsable. Ils peuvent vous contacter régulièrement pour voir comment se déroulent vos entraînements et vous fournir des commentaires positifs. Savoir que quelqu'un d'autre contribue à votre réussite peut vous fournir la motivation supplémentaire dont vous avez besoin pour être cohérent.

6. Récompensez-vous

Se récompenser pour avoir atteint ses objectifs ou terminé ses séances d'entraînement est une autre approche efficace pour rester motivé. Ces récompenses ne doivent pas nécessairement être coûteuses ; ils peuvent être aussi simples que manger votre collation préférée ou consacrer du temps à un passe-temps que vous aimez. L'idée est de relier vos réalisations à des expériences heureuses.

Par exemple, après une semaine d'exercices réguliers sur chaise, récompensez-vous avec un bain apaisant ou un épisode de votre émission de télévision préférée. Ces petites incitations peuvent démarrer une boucle de rétroaction positive, renforçant votre dévouement à votre programme de remise en forme. Célébrer votre réussite, aussi minime soit-elle, peut vous aider à rester enthousiaste et motivé.

7. Concentrez-vous sur les avantages

Il est facile de perdre de vue la raison pour laquelle vous avez commencé à faire de l'exercice, surtout les jours où vous ne vous sentez pas particulièrement énergique ou inspiré. Pour lutter contre cela, rappelez-vous régulièrement les bienfaits des exercices sur chaise. Qu'il s'agisse d'augmenter votre mobilité, votre flexibilité ou votre bien-être mental, vous concentrer sur les bons résultats peut raviver votre enthousiasme.

Gardez une liste des raisons pour lesquelles vous faites de l'exercice dans un endroit visible, comme sur votre réfrigérateur ou le miroir de votre salle de bain. Ce rappel visuel servira de coup de pouce quotidien, vous permettant de rester concentré sur votre « pourquoi » et de maintenir une bonne attitude envers votre parcours de remise en forme.

8. Adaptez-vous aux défis

Maintenir un programme d'exercice peut parfois être difficile en raison des exigences de la vie. Les défis sont inévitables, qu'ils soient liés à la santé, à un emploi du temps chargé ou au manque d'énergie. Apprendre à s'adapter est essentiel pour rester motivé et responsable. Si vous sautez un jour ou deux d'exercice, ne soyez pas trop dur avec vous-même ; commencez simplement là où vous vous êtes arrêté.

La flexibilité est essentielle, particulièrement lorsque vous traversez les hauts et les bas de la vie. Si vous ne vous sentez pas à la hauteur de votre programme habituel, vous pouvez modifier les exercices ou faire une séance plus courte. L'essentiel est de continuer à avancer, même si à un rythme plus lent. Être adaptatif vous permet de surmonter les revers temporaires tout en maintenant votre rythme.

9. Rejoignez un groupe de fitness pour seniors

Rejoindre un club ou un cours d'exercice pour seniors, que ce soit en personne ou en ligne, peut vous aider à rester sur la bonne voie tout en offrant un sentiment de communauté. De nombreuses personnes âgées trouvent que faire partie d'un groupe les aide à rester motivées et impliquées. Les paramètres de groupe permettent des liens sociaux, du soutien et un but commun. Lorsque vous savez que d'autres vous rejoignent, il est plus facile de se présenter et de faire l'effort.

Les plateformes en ligne proposent désormais un large éventail de séances de conditionnement physique spécialement conçues pour les personnes âgées, y compris des routines d'exercices sur chaise. Ces cours apportent discipline et conseils, vous permettant de rester sur la bonne voie tout en vous connectant avec des personnes ayant des objectifs de mise en forme similaires.

10. Visualisez votre réussite

La visualisation est un outil crucial pour rester motivé. Passez quelques minutes chaque jour à vous voir réussir votre parcours de remise en forme, qu'il s'agisse de perdre du poids, de vous sentir plus fort ou de retrouver de la mobilité. Visualiser votre avenir en récoltant les bénéfices d'une activité physique régulière vous motive à continuer, même si les progrès semblent lents.

En vous concentrant sur les résultats positifs que vous souhaitez obtenir, vous développez une image mentale qui renforce votre détermination. Cette vision optimiste pourrait vous aider à rester motivé en rendant vos objectifs à long terme plus tangibles et réalisables.

Rester motivé et responsable dans tout programme de remise en forme est essentiel, en particulier pour une personne âgée qui cherche à améliorer sa santé grâce à des exercices sur chaise. Avec les tactiques appropriées en place, vous pouvez surmonter les défis, maintenir la cohérence et atteindre vos objectifs de mise en forme tout en profitant de la balade.

Célébrer Les Réalisations

Célébrer les réalisations, aussi mineures soient-elles, est une approche efficace pour rester motivé dans votre parcours de remise en forme. Que vous fassiez des exercices sur chaise pour améliorer votre mobilité, perdre du poids ou retrouver votre indépendance, marquer des jalons maintient votre réflexion positive et renforce les comportements qui contribuent au succès à long terme.

Célébrer vos réalisations en matière de condition physique va au-delà des avantages physiques. Il est crucial de maintenir la motivation mentale et émotionnelle nécessaire à une réussite à long terme. *Voici pourquoi il est important de reconnaître les jalons :*

1. **Augmente la motivation :** La motivation peut diminuer lorsque les résultats mettent du temps à se matérialiser, notamment en matière de condition physique. Célébrer des victoires, même modestes, comme terminer une semaine d'exercices sur chaise ou améliorer sa posture, renforce votre réussite et vous motive à continuer.

2. **Augmente la confiance :** De nombreuses personnes âgées commencent leur parcours de remise en forme avec des réserves quant à leurs compétences, surtout si elles ne se sont pas entraînées depuis des années ou si elles se remettent d'une

maladie. Célébrer chaque pas en avant vous indique que vous êtes capable de vous développer et de vous améliorer. La confiance grandit lorsque vous vous voyez maîtriser de nouvelles activités ou atteindre des objectifs personnels.

3. **Renforce le comportement positif :** Reconnaître vos réalisations vous permet de vous récompenser pour votre travail acharné. Cela établit une boucle de rétroaction positive dans laquelle votre cerveau assimile un travail pénible à des émotions heureuses, ce qui vous rend plus susceptible d'adhérer à votre habitude.

4. **Améliore la santé mentale :** L'exercice améliore naturellement l'humeur en produisant des endorphines, mais célébrer les réalisations ajoute une couche supplémentaire de bonheur. Reconnaître votre réussite améliore votre bien-être mental et réduit la frustration, qui peut surgir lorsque vous ne remarquez pas d'effets immédiats.

5. **Prévient l'épuisement professionnel :** De nombreuses personnes sont découragées lorsque leurs objectifs semblent lointains ou que le chemin à parcourir semble long. Décomposer votre parcours de remise en forme en étapes plus petites et plus faciles à gérer vous aidera à éviter l'épuisement professionnel. Célébrer chaque étape vous rappelle que vous faites des progrès, ce qui vous aide à éviter de vous sentir dépassé.

Des moyens pratiques pour célébrer les réalisations

Une fois que vous avez identifié vos réalisations, l'étape suivante consiste à les célébrer. *Voici quelques façons saines et significatives de reconnaître vos réalisations :*

1. **Fixez-vous des mini-objectifs et récompensez-vous :** Décomposez vos principaux objectifs de remise en forme en repères plus petits et plus réalisables. Par exemple, si vous souhaitez relever un défi d'exercices sur chaise de 30 jours, offrez-vous une modeste récompense à la fin de chaque semaine, comme une friandise saine préférée, un nouveau livre ou un jour de congé.

2. **Démarrer un journal de progression :** Tenez un journal dans lequel vous enregistrez vos réalisations quotidiennes ou hebdomadaires. Notez ce que vous avez ressenti après avoir fait vos entraînements, apportez des améliorations et réfléchissez à vos réalisations. Parcourir votre cahier peut vous apporter un regain de motivation significatif lorsque vous en avez le plus besoin.

3. **Célébrez avec les autres :** Partager vos réalisations avec vos amis, votre famille ou un club de fitness peut être très enrichissant. Non seulement cela crée un groupe de soutien autour de vous, mais cela vous aide également à rester concentré sur vos objectifs. Vous pouvez même encourager les autres à se lancer dans l'aventure du fitness.

4. **Prenez des photos ou des vidéos de progression :** Visualiser vos progrès peut être extrêmement encourageant. Prenez des images ou des vidéos de vous en train d'effectuer des entraînements spécifiques à différentes phases de votre voyage. Lorsque vous remarquerez des changements dans votre posture, votre flexibilité ou votre force, vous vous souviendrez du chemin parcouru.

5. **Offrez-vous du matériel de fitness :** Au fur et à mesure que vous franchissez des étapes clés, pensez à vous récompenser avec de nouveaux équipements de fitness. Une nouvelle paire de chaussures, des bandes de résistance ou des vêtements d'entraînement confortables peuvent rendre votre programme d'entraînement nouveau et intéressant.

6. **Planifiez une sortie spéciale :** Reconnaissez vos réalisations en vous engageant dans une activité amusante et saine que vous aimez. Cela pourrait inclure une promenade dans la nature, une journée au parc en famille ou une journée apaisante au spa. Faire quelque chose qui vous rend heureux est une excellente approche pour renforcer les sentiments positifs liés à votre travail acharné.

7. **Réfléchissez à la situation dans son ensemble :** Parfois, la meilleure façon de célébrer est simplement de prendre un moment pour réfléchir à la situation dans son ensemble. Reconnaissez vos progrès physiques, mentaux et émotionnels

et félicitez-vous d'avoir pris le contrôle de votre santé. N'oubliez pas que le parcours de remise en forme est continu et que chaque pas en avant mérite d'être célébré.

Célébrer les étapes importantes rend non seulement votre parcours de remise en forme plus agréable, mais contribue également à garantir votre succès à long terme. Lorsque vous vous récompensez pour vos efforts et vos réalisations, vous avez plus de chances de respecter vos objectifs. Cela établit un cycle continu de dynamisme, de croissance et d'épanouissement.

Célébrer vos jalons, peu importe leur taille, vous donne la motivation dont vous avez besoin pour continuer, quels que soient les obstacles auxquels vous faites face.

Histoires Inspirantes D'aînés Qui Ont Bénéficié Des Exercices Sur Chaise

En vieillissant, les obstacles physiques auxquels nous sommes confrontés peuvent devenir intimidants. Rester actif peut être difficile pour les personnes âgées en raison de la douleur physique, de la diminution de la flexibilité et de l'épuisement. Les exercices sur chaise, en revanche, se sont révélés être une méthode simple et efficace pour maintenir la santé physique et l'indépendance. Ces exercices sont doux mais efficaces, ce qui les rend idéaux pour les personnes âgées qui peuvent avoir des difficultés de mobilité mais qui souhaitent rester actives. Voici quelques anecdotes inspirantes sur des personnes âgées qui ont bénéficié d'exercices sur chaise, démontrant à quel point ils peuvent être transformateurs pour améliorer leur qualité de vie.

Marguerite, Chicago

Margaret, 75 ans, a passé la majeure partie de sa vie à être active physiquement, à faire de longues promenades et à suivre des cours de conditionnement physique communautaires. Cependant, à la suite d'une opération à la hanche et d'une série de problèmes, elle s'est retrouvée en grande partie confinée à son domicile, dépendant largement de son déambulateur. La perte de son indépendance était difficile à supporter. Elle avait du mal à accomplir les tâches quotidiennes comme la cuisine et le ménage, et son manque de liberté lui a valu une période de tristesse et d'insatisfaction.

Margaret a choisi d'essayer les exercices sur chaise après que son physiothérapeute les ait suggérés. Elle a commencé par des exercices assis faciles pour retrouver la force de ses jambes et améliorer son équilibre. Au fil du temps, les séances d'entraînement l'ont aidée à retrouver le tonus musculaire et la souplesse, notamment au niveau du bas du corps, qui s'était détérioré suite à l'opération.

Ce qui a le plus surpris Margaret, ce ne sont pas seulement les bienfaits physiques, mais aussi l'amélioration de sa santé émotionnelle. Cette plus grande mobilité lui a offert un sentiment renouvelé d'espoir et d'indépendance. Margaret fait désormais quotidiennement ses exercices sur chaise et a commencé à fréquenter un club de fitness pour seniors local qui intègre des mouvements similaires. Elle est heureuse d'annoncer qu'elle n'a plus besoin de sa marchette à la maison et qu'elle peut désormais préparer elle-même ses repas. L'histoire de Margaret démontre l'efficacité des exercices sur chaise pour restaurer le bien-être physique et émotionnel.

John, Kansas City

À l'âge de 78 ans, John luttait contre une prise de poids, ce qui avait de graves conséquences sur sa mobilité et sa santé globale. Il avait du mal à marcher pendant de longues périodes et son mode de vie sédentaire contribuait à davantage de problèmes de poids. Son médecin l'a prévenu que, à moins qu'il ne fasse des ajustements, il pourrait développer des problèmes de santé importants, tels que des maladies cardiaques et du diabète. John pensait que faire de l'exercice était impossible car il souffrait de douleurs articulaires et d'essoufflement, même en position debout ou en marchant sur de courtes distances.

Pour aider John à démarrer son parcours de remise en forme, un centre communautaire pour personnes âgées lui a présenté des exercices sur chaise axés sur la mobilité à faible impact. Les entraînements assis l'ont aidé à renforcer ses jambes, ses bras et son tronc sans exercer de pression excessive sur ses articulations. Au fur et à mesure qu'il ajoutait des activités plus difficiles, le poids et les niveaux d'énergie de John ont commencé à changer.

John a perdu 30 livres en un an. Cette perte de poids était plus que de simples statistiques ; cela a également amélioré sa mobilité et sa confiance. Il a découvert qu'à mesure qu'il développait ses muscles et améliorait son équilibre grâce à des exercices sur chaise, des actions simples telles que se lever d'une chaise, monter des escaliers et même faire de courtes promenades étaient plus simples. Désormais, John ajoute des exercices sur chaise à sa routine quotidienne, guidant fréquemment ses collègues aînés lors de séances de groupe. Son histoire démontre qu'il n'est jamais trop tard pour perdre du poids et améliorer sa santé, quel que soit le point de départ.

Betty, Oakland

Betty, 82 ans, souffrait régulièrement de douleurs persistantes causées par l'arthrite. Sortir du lit, s'asseoir sur une chaise et même porter une tasse de thé devenait désagréable. Betty a toujours été une personne grégaire qui aimait jardiner et assister à des événements religieux, mais son inconfort l'avait amenée à se retirer de ces activités. Son médecin lui avait suggéré divers traitements, mais aucun ne semblait apporter un confort à long terme.

Betty a décidé d'essayer des séances d'entraînement sur chaise après qu'un ami le lui ait suggéré. Au début, elle doutait des avantages potentiels de mouvements aussi délicats, mais elle était prête à tenter le coup. Son instructeur lui a enseigné des étirements et des mouvements ciblant des zones spécifiques d'inconfort, telles que ses hanches, ses genoux et le bas du dos.

Betty a ressenti moins de douleur après quelques semaines de pratique constante. La nature à faible impact des exercices lui a permis de bouger sans blesser son arthrite, tandis que les étirements modérés ont contribué à soulager la raideur articulaire. Elle a rapidement pu reprendre ses activités habituelles sans se sentir aussi mal à l'aise qu'auparavant. Les exercices sur chaise de Betty ont non seulement amélioré sa santé physique, mais lui ont également permis de reprendre des activités qu'elle aimait, comme le jardinage et la participation à des événements sociaux dans son église locale.

Franck, Berlin

Frank, 83 ans, a des antécédents de problèmes cardiaques. À la suite d'une crise cardiaque il y a quelques années, son médecin l'a encouragé à rester actif physiquement pour maintenir sa santé cardiovasculaire. Frank, en revanche, se méfiait des programmes d'entraînement classiques parce qu'il les trouvait trop intenses et craignait le surmenage.

Un groupe de conditionnement physique local a suggéré des exercices sur chaise comme méthode pour préserver la santé cardiovasculaire sans en faire trop. Frank a commencé par des mouvements assis faciles qui engageaient son tronc, ses bras et ses jambes tout en maintenant sa fréquence cardiaque dans une plage sûre. Les activités aérobiques modestes, telles que les marches assises et les tapes sur les pieds, ont progressivement amélioré son endurance.

L'endurance de Frank s'est améliorée avec le temps, tout comme son niveau d'énergie global. Plus important encore, des séances d'entraînement fréquentes sur chaise l'ont aidé à maintenir un cœur en bonne santé tout en réduisant le risque de blessure ou de surmenage. Son médecin a été impressionné par l'excellent impact que ces séances d'entraînement ont eu sur la santé cardiaque de Frank et il exhorte désormais les autres personnes âgées de sa ville à emboîter le pas.

Evelyn, Maryland

Evelyn, 86 ans, a toujours été fière de son indépendance, mais après quelques chutes, elle a commencé à avoir peur de se déplacer seule. Sa peur de tomber à nouveau la rendait vulnérable, ce qui entraînait une diminution spectaculaire de son niveau d'activité. Elle est devenue très dépendante des autres, ce qui l'ennuyait énormément.

Les exercices sur chaise mettant l'accent sur l'équilibre et la mobilité ont donné à Evelyn la confiance dont elle avait besoin pour reprendre le contrôle de son corps. Elle s'est sentie plus en confiance après avoir effectué des mouvements qui ont renforcé son tronc et amélioré sa stabilité, comme des levées de jambes assises et des torsions du torse. Ces exercices ont également amélioré son temps de réaction, lui permettant de récupérer plus rapidement si elle perdait l'équilibre.

L'équilibre d'Evelyn s'est considérablement amélioré après plusieurs mois de pratique de ces exercices. Elle se déplace désormais avec audace dans sa maison et a récupéré une grande partie de sa liberté. Son expérience démontre comment les exercices sur chaise peuvent aider les personnes âgées à éviter les chutes et à leur apporter la sécurité et la confiance dont elles ont besoin pour rester actives et indépendantes.

Ces anecdotes sur les personnes âgées ayant bénéficié d'exercices sur chaise montrent à quel point ces routines peuvent être bénéfiques pour leur santé physique, émotionnelle et mentale. Qu'il s'agisse de retrouver son autonomie, de perdre du poids, de gérer des douleurs chroniques, de maintenir une santé cardiaque ou d'améliorer son équilibre, les exercices sur chaise permettent aux personnes âgées de rester actives et de profiter pleinement de la vie. Ces personnes inspirantes démontrent qu'il n'est jamais trop tard pour améliorer sa santé et retrouver un but à travers l'activité.

Encouragement Des Lecteurs À Partager Leur Parcours

Partager ses expériences personnelles en matière de santé et d'exercice, en particulier plus tard dans la vie, peut être l'une des choses les plus inspirantes et les plus influentes qu'une personne âgée puisse faire. Les aînés bénéficient non seulement directement du partage de leur chemin, mais aussi de l'inspiration des autres, de l'établissement de liens et du développement d'un sentiment de communauté autour de la santé et du bien-être. Qu'il s'agisse de partager des étapes importantes, des problèmes ou de petits succès, parler de son parcours de remise en forme, en particulier lorsqu'il s'agit d'exercices sur chaise, peut entraîner de nombreux avantages émotionnels, mentaux et sociaux.

1. Établir un sentiment de communauté et de connexion

L'un des avantages les plus importants de la documentation de votre parcours de remise en forme est le sentiment de communauté qu'il développe. La forme physique et la santé sont des problèmes universels, en particulier chez les personnes âgées, et les exercices sur chaise sont souvent des activités auxquelles de nombreuses personnes se trouvant dans des situations comparables peuvent s'identifier. Lorsque vous partagez votre histoire, que ce soit avec votre famille, vos amis ou sur les réseaux sociaux, vous ouvrez la porte à la connexion avec d'autres personnes qui sont peut-être dans le même parcours ou qui recherchent des conseils et du soutien.

Partager votre parcours de remise en forme contribue à favoriser un environnement convivial dans lequel les autres se sentent moins seuls face à leurs problèmes ou leurs inquiétudes. Dans un monde où de nombreuses personnes âgées peuvent se sentir seules, notamment en raison d'une mobilité réduite, tendre la main à travers leurs expériences personnelles pourrait motiver les autres à faire les premiers pas vers une meilleure santé. En partageant les hauts et les bas de votre voyage, vous rencontrerez très probablement des personnes qui partagent vos expériences, formant ainsi une communauté dans laquelle chacun se sent inspiré et habilité à continuer d'avancer.

2. Motiver les autres à agir

De nombreuses personnes âgées peuvent être prudentes ou incertaines avant de commencer un programme de conditionnement physique, surtout si elles sont inactives depuis longtemps ou si elles ont des restrictions physiques. Lorsque vous partagez votre expérience, que ce soit à travers des anecdotes, des images, des films ou simplement des conversations informelles, vous pouvez être une lueur d'espoir pour ceux qui ont peur de se lancer.

Votre histoire de surmonter les obstacles, en commençant par des exercices faciles sur chaise et en augmentant progressivement la force, la flexibilité et l'endurance, peut inspirer aux autres le fait qu'il n'est jamais trop tard pour améliorer leur santé. Vos réalisations, aussi mineures soient-elles, sont inestimables pour quelqu'un qui débute. En partageant, vous démontrez que même une mobilité limitée ne constitue pas un obstacle à l'amélioration de la santé physique et mentale. Vous devenez un exemple à suivre pour les autres, en les encourageant à faire le premier pas, aussi petit soit-il.

Il est important de se rappeler que même si vous ne vous considérez pas comme un gourou ou un professionnel du fitness, votre propre expérience est vraiment précieuse. Les gens sont généralement plus motivés par les histoires de leurs pairs que par celles des spécialistes, car ils se reconnaissent dans l'expérience de quelqu'un qui leur ressemble. Votre honnêteté, votre ouverture d'esprit et vos progrès ont le potentiel d'inspirer les autres à changer.

3. Célébrer les jalons, grands et petits

Lorsque vous partagez votre chemin, vous offrez l'occasion de célébrer vos réalisations avec les autres. Ces étapes peuvent inclure une perte de poids, une augmentation de la flexibilité ou simplement la capacité de réaliser un exercice qui était auparavant difficile. Célébrer ces triomphes, peu importe leur taille, renforce vos progrès et vous motive à continuer à travailler pour atteindre vos objectifs.

Pendant que vous partagez vos réalisations, les autres vous encourageront, vous offrant encouragements et soutien. Cette sensation d'éloge et d'approbation peut augmenter votre incitation à maintenir le cap. De plus, en célébrant publiquement vos réalisations, vous vous sentirez peut-être plus responsable de continuer à vous dépasser, sachant que les gens vous soutiennent.

Célébrer des jalons ne se limite pas à votre propre développement ; il s'agit d'offrir aux autres espoir et soutien. Lorsque les gens vous verront atteindre vos objectifs, ils comprendront qu'eux aussi peuvent réaliser quelque chose d'important dans leur parcours de remise en forme. Partager des histoires sur la façon de surmonter les obstacles, qu'il s'agisse de faire face à des restrictions physiques, de trouver le désir de faire de l'exercice régulièrement ou d'apprendre de nouveaux mouvements, fait preuve de ténacité et peut motiver les autres à célébrer leurs propres réalisations tout au long du voyage.

4. Accroître la responsabilité et la motivation

Maintenir la motivation et la cohérence est l'un des aspects les plus difficiles de tout programme de conditionnement physique. Partager votre voyage avec une communauté ou un groupe d'amis proches favorise un sentiment de responsabilité. Lorsque les autres sont conscients de vos objectifs et de vos progrès, vous pouvez vous sentir plus motivé à rester dans votre routine puisque vous savez qu'ils vous suivent et vous soutiennent.

Cela ne veut pas dire que le partage exerce une pression sur les autres ; cela les motive plutôt. Par exemple, publier des mises à jour sur vos exercices sur chaise ou votre routine de remise en forme sur les réseaux sociaux peut fournir des commentaires positifs de la part de vos amis et de votre famille, vous encourageant à continuer. De même, discuter de votre réussite dans des clubs de fitness pour seniors ou dans des cours d'exercices locaux peut susciter des conversations importantes qui non seulement vous motivent, mais vous permettent également de bénéficier des expériences des autres.

Partager votre histoire ne vous oblige pas à vous concentrer uniquement sur les points positifs ; être ouvert sur les problèmes, les déceptions et les défis est également bénéfique. Lorsque vous discutez des jours difficiles, lorsque l'entraînement semble être une corvée ou lorsque les progrès semblent lents, vous favorisez une vision réaliste du parcours de remise en forme. Et lorsque vous recevez les encouragements de ceux qui comprennent vos difficultés, cela vous aide à reconfirmer que les obstacles font partie du voyage. Ces échanges francs peuvent créer un nouvel encouragement à persévérer.

5. Promouvoir la croissance émotionnelle et mentale

Partager votre voyage ne se limite pas à la forme physique ; il s'agit également de la croissance émotionnelle et mentale qui accompagne l'adoption d'un mode de vie sain. Les exercices sur chaise peuvent être extrêmement bénéfiques pour votre santé mentale, en réduisant le stress, l'anxiété et même les symptômes de dépression. Lorsque vous partagez ces bienfaits pour la santé mentale, vous aidez les gens à comprendre l'ensemble des avantages qu'offre l'exercice régulier.

De nombreuses personnes âgées croient que rester actives est essentiel pour conserver leur indépendance, leur confiance et leur plaisir général. Partager des histoires sur la façon dont les exercices sur chaise ont amélioré votre qualité de vie, que ce soit grâce à plus d'énergie, une meilleure mobilité ou simplement en vous sentant plus en contrôle de votre corps, peut motiver les autres à agir pour leur propre santé mentale. Faire comprendre aux gens que l'exercice ne se limite pas à la forme physique, mais également au bien-être émotionnel, élargit la conversation et rend la forme physique plus accessible aux personnes qui ont peur de commencer.

6. Laisser un héritage de santé

Enfin, partager votre expérience fitness vous permet de faire une impression durable sur les autres. Partager votre histoire avec votre famille, vos amis ou même un public plus large contribue à bâtir un héritage de santé et de bien-être. Votre parcours peut motiver non seulement vos contemporains mais aussi les générations futures, démontrant que la forme physique et les soins personnels sont des passe-temps à vie.

Vous découvrirez peut-être que partager votre histoire incite les autres à s'impliquer, qu'il s'agisse d'un ami qui commence son propre programme d'exercices sur chaise, d'un membre de votre famille qui vous rejoint dans vos séances d'entraînement ou d'une personne en ligne qui vous contacte pour exprimer comment votre histoire l'a inspiré. Dans cette approche, vous établissez une réaction en chaîne qui favorise des modes de vie sains dans de nombreuses communautés.

Partager votre expérience d'exercices sur chaise vous aide non seulement à améliorer votre propre santé, mais montre également aux autres qu'eux aussi peuvent le faire. Chaque récit, qu'il s'agisse de succès modestes ou d'étapes importantes, a le potentiel d'inspirer, de motiver et de provoquer des changements substantiels.

CONCLUSION

Alors que nous approchons de la fin de ce chef-d'œuvre, il est essentiel de faire une pause et de réfléchir à tout ce que vous avez appris et accompli jusqu'à présent. Les exercices sur chaise peuvent sembler faciles, mais ils peuvent avoir une influence significative sur votre santé et votre bien-être en général. En vous engageant dans ces entraînements, vous avez fait un grand pas vers un mode de vie plus sain, plus actif et plus autonome.

L'un des points à retenir les plus essentiels de ce livre est la valeur de la cohérence. La cohérence est essentielle si vous souhaitez perdre du poids, gagner en force physique, améliorer votre posture ou augmenter votre flexibilité et votre mobilité. Les exercices sur chaise, lorsqu'ils sont pratiqués fréquemment, peuvent vous aider à maintenir et même à augmenter vos capacités physiques à mesure que vous vieillissez. Vous avez appris à intégrer ces exercices à votre routine quotidienne, faisant ainsi du fitness une partie intégrante de votre vie.

L'exercice, surtout à mesure que nous vieillissons, ne se résume pas à la simple force physique. Il s'agit également de conserver sa liberté, de rester mobile et d'améliorer sa qualité de vie générale. Vous avez déjà fait le premier pas en apprenant les exercices de ce livre ; maintenant, le défi est de continuer à les pratiquer. Cela vous procurera des avantages à long terme, notamment des gains progressifs en termes de force, de flexibilité, d'équilibre et de forme physique globale.

De nombreuses personnes âgées ont du mal à maintenir un poids santé à mesure qu'elles vieillissent en raison des changements dans le métabolisme et dans les niveaux d'activité physique. Les exercices sur chaise présentés dans ce livre constituent une technique pratique et sûre pour vous aider à atteindre vos objectifs de gestion du poids. Ces entraînements brûlent non seulement des calories, mais améliorent également le tonus musculaire, ce qui peut stimuler le métabolisme au fil du temps.

Perdre du poids, c'est améliorer votre santé globale, pas seulement votre apparence. L'excès de poids peut exercer une pression excessive sur vos articulations, augmenter votre risque de maladie cardiaque et entraîner des problèmes de mobilité. En suivant les routines d'exercices sur chaise suggérées dans le livre, vous vous êtes donné les outils nécessaires pour contrer ces problèmes de santé tout en améliorant votre bien-être général. N'oubliez pas que chaque effort modeste compte et que chaque séance d'entraînement contribue à construire un physique plus sain.

L'indépendance est l'un des aspects les plus importants de la vie à mesure que nous vieillissons. La capacité de se déplacer librement, d'accomplir facilement ses tâches quotidiennes et de parcourir le monde selon ses propres conditions est quelque chose que nous tenons souvent pour acquis dans notre jeunesse.

Cependant, à mesure que la mobilité diminue, de nombreuses personnes âgées craignent de perdre leur indépendance.

Les exercices de ce livre sont destinés à vous aider à retrouver et à maintenir votre sentiment d'indépendance. Améliorer votre force, votre équilibre et votre flexibilité vous offre la meilleure opportunité de continuer à vivre selon vos propres conditions. Des mouvements simples comme se lever d'une chaise, chercher des marchandises et monter les escaliers deviennent plus faciles à mesure que vos muscles se renforcent et se coordonnent. Ces exercices sur chaise, bien que faciles et à faible impact, ont la capacité d'améliorer considérablement votre condition physique fonctionnelle, vous permettant ainsi de continuer à faire ce que vous aimez sans compter sur les autres.

L'un des plus grands avantages des exercices sur chaise est leur possibilité de réglage. Que vous débutiez dans le fitness ou que vous fassiez de l'exercice depuis des années, les entraînements sur chaise peuvent être adaptés à votre niveau de forme physique actuel. Cela en fait un choix fantastique pour les personnes âgées de tous niveaux. Tout au long du livre, j'ai inclus des variantes et des ajustements pour garantir que chacun puisse participer, quelles que soient les restrictions physiques.

Les exercices de ce livre sont conçus pour les utilisateurs de fauteuils roulants ou les personnes à mobilité réduite. Ils se concentrent sur des domaines cruciaux tels que la force du haut du corps, la flexibilité et la santé cardiovasculaire. Ces exercices sont conçus pour offrir d'excellents entraînements en position assise afin que chacun puisse bénéficier d'un programme de remise en forme régulier.

Si jamais vous avez l'impression que certains entraînements sont trop difficiles, n'oubliez pas qu'il est normal de commencer lentement et d'augmenter progressivement l'intensité au fil du temps. Le but n'est pas la perfection, mais la croissance. Écoutez votre corps, soyez conscient de vos limites et modifiez votre programme d'entraînement en conséquence. La beauté des entraînements sur chaise est qu'ils peuvent progresser à vos côtés à mesure que votre force et votre mobilité s'améliorent.

Chaque parcours de remise en forme présente son propre ensemble d'obstacles. Qu'il s'agisse de trouver le temps de faire de l'exercice, de faire face à des problèmes de santé ou de rester motivé face à l'adversité, il est essentiel de reconnaître que les obstacles font naturellement partie du processus. L'astuce est de continuer à avancer, même si c'est difficile.

Les exercices sur chaise favorisent un sentiment de communauté, qui est l'un de ses aspects les plus inspirants. Les seniors du monde entier ont adopté les exercices sur chaise comme méthode pour améliorer leur santé et interagir avec d'autres personnes partageant les mêmes objectifs. Vous n'êtes pas seul sur ce chemin. Que vous assistiez à des cours locaux ou à des groupes en ligne, ou que vous partagiez simplement votre réussite avec vos amis et votre famille, n'oubliez pas que vous faites partie d'un réseau de soutien composé d'individus qui travaillent vers les mêmes objectifs.

En terminant ce livre, considérez-le comme un nouveau départ. Les exercices et routines que vous avez appris vous seront utiles tout au long de votre vie. Le voyage vers une meilleure santé, une mobilité et une indépendance ne s'arrête pas là ; c'est un processus continu.

Grâce à ces exercices sur chaise, vous avez créé des habitudes, de la force et de la confiance qui vous seront utiles dans les années à venir. Que vous souhaitiez maintenir votre condition physique actuelle, améliorer votre mobilité ou simplement rester actif en vieillissant, les informations contenues dans ce livre vous donneront les outils dont vous avez besoin pour prendre le contrôle de votre santé.

Au fur et à mesure de votre progression, gardez ce livre à portée de main comme référence chaque fois que vous avez besoin de conseils, d'inspiration ou de motivation. Les exercices sur chaise constituent une stratégie efficace à long terme pour maintenir la forme physique et la santé, quel que soit l'âge ou le niveau de forme physique. Votre dévouement à votre bien-être démontre votre force, votre résilience et votre détermination.

Merci d'avoir fait ce voyage. Il est maintenant temps de mettre en pratique ce que vous avez appris et de continuer à vivre la vie plus saine et plus indépendante que vous méritez.

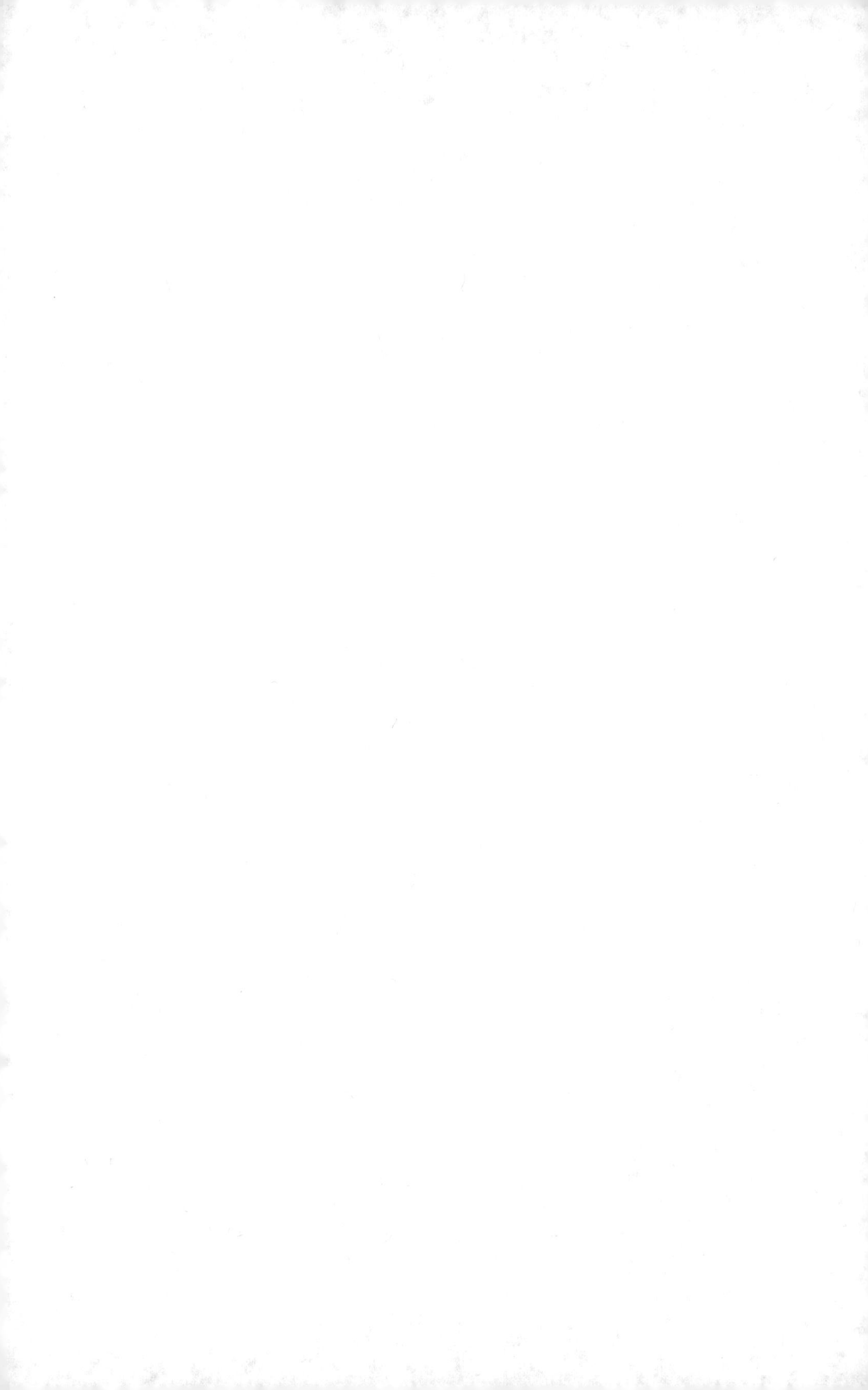